DON

OSTÉOPOROSE,
DÉMINÉRALISATION, ACIDOSE…
MÊME COMBAT

22, rue Huyghens
75014 Paris

ISBN : 978-2-85327-404-3
contact@editions-medicis.fr

Jean-Marie Delecroix

OSTÉOPOROSE, DÉMINÉRALISATION, ACIDOSE... MÊME COMBAT

Ou comment ces notions sont liées

Éditions Médicis

Jean-Marie Delecroix – Collection « Les clés du bien-être »

Désoxydez votre corps. Prévenir les maladies et retarder le vieillissement
Être mince et gérer son poids. Les vraies lois de la nature
L'argile. Santé et beauté du corps
La cure de raisin. Nettoyer son organisme
La nouvelle alimentation. Réflexes de base (tome I)
La nouvelle alimentation. Son rôle pour éviter les maladies (tome II)
L'excès d'acidité. Comment le pondérer
Le cholestérol. Augmenter le bon, diminuer le mauvais
Le diabète. Le gérer, le guérir
Le miel et les produits de la ruche. Équilibre et santé au naturel
Les algues alimentaires. Riches légumes de la mer
Les compléments alimentaires. Nécessaires pour être en forme
Les fruits. Sources d'équilibre et gages de bonne santé
Les graines germées. Une mine immense de vitalité
Les huiles alimentaires. Choisir les meilleures
Les oméga 3 6 9. Vitalité du cerveau et du cœur
Nouvelles clés pour mieux vivre. 22 voies pour le bien-être

Jean-Félix de la Montagne

La maladie d'Alzheimer et autres maladies du cerveau. Les comprendre et les prévenir

Nathalie Saint-Clair et Jean-Félix de la Montagne

L'arthrose et les rhumatismes. Combattre le vieillissement prématuré de vos articulations

Aux éditions Médicis

Le lait, ami ou ennemi ? Comment y voir plus clair

Aux éditions Top'Vie – 5, rue des myosotis - 25200 Grand-Charmont)

Vivre ou ne pas vivre. 350 pages de préceptes de vie saine

Aux éditions Dangles Piktos

L'Apprentissage de la nutrition au quotidien. 265 assiettes sans fausse note

Aux éditions Chariot d'Or Piktos

Les 8 cures de revitalisation pour désintoxiquer le corps
Les huiles essentielles pour toute la famille

Coordonnées de l'auteur

5, rue des myosotis 25200 Grand-Charmont
tel 03 81 32 07 90 et 06 89 15 55 79
jmdelecroix@yahoo.fr
http ://www.lesclesdelasource.com

Apprends
comme si tu devais vivre pour toujours
et vis
comme si tu devais mourir ce soir.

Proverbe tibétain

DE QUOI S'AGIT-IL ?

L'**ostéoporose** est une fragilité des os due à une raréfaction et un amincissement des travées osseuses. Celles-ci se fragilisent par perte ou manque des minéraux qui les composent.

La **déminéralisation** du corps est la perte ou la carence en minéraux de tous types.

L'**acidose** est l'invasion d'acidité dans tous les tissus, cellules et organes.

Ces trois phénomènes sont liés.

CHAPITRE 1

L'OSTÉOPOROSE

POURQUOI CE MÊME COMBAT ?

Il est difficile de concevoir en quoi l'ostéoporose, la déminéralisation et l'acidose (excès d'acidité) peuvent être un même combat.

Des quantités d'ouvrages bien écrits nous expliquent cette maladie qu'est l'ostéoporose. D'autres exposent le rôle du calcium et la carence de celui-ci dans l'ostéoporose. D'autres encore présentent les minéraux et leur rôle d'absolue nécessité pour acquérir ou conserver une bonne santé. Bon nombre de nos amies femmes prennent - des années durant - du calcium en médicaments et compléments alimentaires, mangent beaucoup de fromage et de yaourts pour recueillir ce précieux calcium. Et elles sont toujours aussi déminéralisées et donc fatiguées. L'ostéoporose est alors présentée comme un passage obligé au moment de la vieillesse. Les médicaments sont bien impuissants. Il y a quelque chose d'inexplicable : prendre du calcium des années durant et en avoir toujours aussi peu ! C'est désolant et incompréhensible !

L'ostéoporose se caractérise par la perte progressive de la minéralisation et de la densité de l'os dont l'autodestruction naturelle (résorption) s'emballe à partir de la ménopause chez la femme, alors que sa reconstruction naturelle (remodelage) devient progressivement moins performante et ne peut plus compenser la perte d'os.

Une notion fausse qui a la vie dure

Voici des notions qui vont tordre le cou à ces rumeurs selon lesquelles la santé « c'est le calcium », et le calcium c'est la guérison de l'ostéoporose.

CECI EST FAUX

Et le calcium, ce sont les produits laitiers ?

La polémique fait rage entre les « prolait » et les autres, sur le rôle du calcium des produits laitiers dans l'ostéoporose. À l'origine : un rapport de l'Organisation mondiale de la santé (OMS) en 2002. « On observe un nombre plus élevé de fractures dans les pays de l'hémisphère nord où l'on consomme le plus de laitages alors qu'il y en a moins dans les régions où l'on en prend peu », souligne Thierry Souccar, biochimiste[1]. « C'est notamment le cas au Japon, poursuit le nutritionniste Patrick Serog. Mais cela peut vouloir dire que des populations comme les nôtres sont génétiquement plus fragiles. Par ailleurs, nous sommes confrontés à un manque de soleil entraînant une carence en vitamine D qui aide à fixer le calcium sur les os. Enfin, les Japonais consomment plus de soja donc des phyto-œstrogènes protégeant leur squelette. »

Et il poursuit : « **Un afflux de calcium laitier épuise en quelques décennies la capacité de l'os à se renouveler**, c'est pourquoi une vie de laitage peut conduire à l'ostéoporose. » C'est quand même la première fois dans l'histoire qu'il y a une si grande consommation de lait.

C'est vrai mais c'est aussi la première fois qu'il y a tant d'acidité.

---

1. *Santé, mensonges et propagande*, de Thierry Souccar et Isabelle Robard, aux éditions du Seuil.

Nous allons tenter d'y voir plus clair

Sans plus attendre et sans créer de suspens, nous allons droit au but et nous vous annonçons tout de suite ici les « lois » mises en jeu : l'acidose crée le terrain de l'ostéoporose.

Cet ouvrage fait la synthèse de l'imbrication de ces notions importantes qui définissent le terrain des maladies les plus graves, toutes les maladies, l'ostéoporose évidemment, les fatigues chroniques, les carences de nos organismes.

Le processus est simple.

L'ostéoporose, donc la déminéralisation et la décalcification, sont dues à la perte en sels minéraux. Cette perte est due au fait que le corps puise dans les os, les tendons, les muscles, la peau, etc. pour tamponner (en minimiser l'effet) les différents acides qui sont dus à d'innombrables déchets résiduels qui encombrent nos cellules. Ces innombrables déchets sont :

- dus à de mauvais fonctionnements des systèmes émonctoires (nettoyage),
- dus aux agressions de stress, de surmédicamentation, d'une façon de vivre de plus en plus acide :
  - dues à une alimentation très acidifiante (sucres déminéralisés à foison, viandes en excès, produits laitiers animaux,...) ;
  - dues au fait qu'on ne nettoie jamais son organisme ;
  - dues à des relations humaines de plus en plus acides ;
  - dues à des stress, fatigues, adversités,... répétés.

La chaîne des « dus à » est clairement définie, offrant aux lecteurs le mécanisme de toutes nos misères dans ce domaine.

L'OSTÉOPOROSE, C'EST QUOI ?

L'ostéoporose indique une fragilisation de l'os qui se remarque par une perte de la masse osseuse, du fait de la déminéralisation et de la formation de petits trous. L'os devient poreux, donc fragile et risque de se casser. À noter que la moelle osseuse logée dans le centre de l'os n'est pas concernée en tant que telle par l'ostéoporose. Selon l'OMS, « l'ostéoporose se définit comme une maladie généralisée du squelette, caractérisée par une diminution de la densité des os et des altérations de leur microstructure, entraînant une réduction de la résistance osseuse et donc un risque élevé de fracture ».

L'ostéoporose primaire et secondaire

L'ostéoporose dite de type primaire correspond à la perte de la masse osseuse selon le processus naturel de vieillissement. À l'intérieur de cette catégorie, on parle de type I ou postménopausique pour les femmes ménopausées entre cinquante et soixante-cinq ans, de type II ou ostéoporose sénile chez les plus de soixante-dix ans et de type III ou ostéoporose juvénile idiopathique, pathologie rare, concernant les enfants entre huit et douze ans.

L'ostéoporose dite de type secondaire correspond à une accélération du processus naturel de vieillissement dû à un dysfonctionnement. Elle est donc la conséquence d'une autre pathologie. Celle-ci peut venir d'un trouble glandulaire, d'une immobilisation physique où l'on peut perdre 40 % de la masse osseuse en six mois, de tumeur de la moelle osseuse, d'un mauvais fonctionnement des reins qui – comme la médecine traditionnelle chinoise nous l'enseigne – gèrent les os, des effets secondaires de médicaments pris pendant une longue période (médicaments de la thyroïde, corticoïdes, antidépresseurs, tranquillisants,...), de l'hypogonadisme qui est une insuffisance en hormones sexuelles, d'un mauvais fonctionnement du foie, des rhumatismes...

L'OSTÉOPOROSE EN CHIFFRES

L'allongement de la durée de la vie pose un véritable problème de paiement des retraites certes, mais aussi de la gestion du nombre croissant de cas d'ostéoporose. Ce phénomène est accru par l'augmentation de l'excès d'acidité dans la population des pays développés, ce qui, à âge égal, augmente l'ostéoporose. Or la population ne veut plus souffrir pendant ces années « supplémentaires » de vie.

En France, chez les femmes âgées de plus de cinquante ans - car on parle plus de l'ostéoporose chez les femmes - la moitié de la population est concernée : les experts parlent de 30 % des femmes de moins de cinquante ans mais 50 % des femmes de plus de soixante ans.

Les fractures du col du fémur en son extrémité se dénombrent à 50 000 par an. Ce chiffre devrait doubler d'ici 2050. On appelle cela le progrès de notre société !

Dans le monde, 250 millions de personnes souffrent d'ostéoporose. En France, on dénombre 3 millions de femmes comme atteintes. Ce sont les Blancs européens les plus touchés par l'ostéoporose.

Les manifestations périlleuses de l'ostéoporose se répartissent ainsi :

- 45 % de tassements des vertèbres et diminution de la taille (hauteur) ;
- 20 % de fractures du col du fémur ;
- 20 % de fractures du poignet (parfois cela commence par là) ;
- le reste en fractures diverses.

Le dépistage de la maladie

La densité minérale osseuse ou DMO définit, par examen aux rayons X, l'ostéoporose avant toute fracture.

Malgré cela, seulement 20 % des 130 000 femmes subissant des fractures s'occupent de leur maladie, et donc 80 % continuent à vivre « normalement ». Pourtant 25 % décèdent dans l'année qui suit leur fracture et 50 % abandonnent leur domicile ou perdent leur autonomie. C'est assez terrible !

Ces chiffres[1] ont motivé l'appel du Groupe d'information et de recherche sur l'ostéoporose (GRIO), qui vise à sensibiliser l'ensemble du grand public.

1. D'après le site Internet www.doctissimo.fr

« L'ostéoporose est liée à un excès de mortalité (qu'il s'agisse de fractures vertébrales ou du col fémoral) et à une morbidité significative, une altération notable de la qualité de vie. Des études faites dans plusieurs pays européens montrent que, chez les femmes âgées, la mortalité après fracture du col fémoral et celle après accident cérébral sont très comparables », déclare le Pr Pierre Delmas, président de l'International Osteoporosis Foundation.

On occuperait plus les lits d'hôpitaux avec ces cas d'ostéoporose qu'avec les accidents vasculaires cérébraux, ceci pour situer l'importance du problème.

HIT-PARADE DES PAYS CONCERNÉS PAR L'OSTÉOPOROSE

L'ostéoporose est la maladie dégénérative la plus présente dans les pays développés. Les pays nordiques ainsi que l'Allemagne et les États-Unis figurent dans le hit-parade concernant le taux le plus élevé d'ostéoporose dans le monde. Les pays asiatiques et africains sont moins touchés par l'ostéoporose, bien que l'on note une progression depuis quelques années en Asie.

En Europe, toutes les trente secondes une fracture serait due à l'ostéoporose et en France toutes les vingt secondes... Nous ne sommes pas les meilleurs élèves mais pas les pires cependant. Les pays européens les plus touchés sont la Norvège, la Suède, l'Islande, le Danemark. Viennent ensuite les pays dits encore à haut risque avec l'Allemagne, la Suisse, la Finlande, la Grèce, les Pays-Bas, la Hongrie, l'Italie, le Royaume-Uni, le Portugal... Près d'une Suédoise sur deux de plus de cinquante ans risque une fracture ostéoporotique et près d'un Suédois sur quatre.

En Europe, on estime qu'une femme de plus de cinquante ans sur trois, soit environ 33 %, souffre d'ostéoporose. Certains donnent ce même chiffre pour les États-Unis, alors que d'autres parlent de 13 à 18 % des Américaines de cinquante ans ou plus touchées par l'ostéoporose, 3 à 6 % des Américains de plus de cinquante ans ou plus et 12 % des Européens de plus de cinquante ans.

L'ostéoporose est considérée par certains comme une épidémie mondiale. On compte sur notre globe un peu plus de 1,6 million de fractures de hanche par an et on estime que, vers 2050, ce chiffre pourrait atteindre 4,5 à 6,3 millions.

Elle se propage...

À l'heure actuelle, 25 % des fractures ostéoporotiques dénombrées dans le monde concernent des habitants d'Asie ou d'Amérique latine. Certains estiment que ce taux pourrait atteindre 50 % d'ici 2050. « L'Amérique latine sera la région qui connaîtra la plus grande augmentation du nombre de fractures ostéoporotiques dans les prochaines années », a déclaré Rubem Lederman, représentant brésilien au sein de la Fondation internationale de l'ostéoporose (IOF) en 2004. « Les données épidémiologiques démontrent que le vieillissement de la population entraîne une augmentation exponentielle des fractures liées à l'âge », a expliqué le docteur León Schurman de l'Hôpital français en Argentine. Et il ajoute que « la faible consommation de calcium et de protéines dans beaucoup de régions de l'Amérique du sud a aussi des conséquences néfastes ». Nous y reviendrons dans cet ouvrage.

Point trop n'en faut en matière de lait et de protéines ! Car en Asie, l'ouverture à la consommation de produits laitiers, avec leurs effets pervers à savoir un apport fort de calcium, mais un fort apport d'acidité et donc entre autres, une non métabolisation de ce calcium, pourrait être au contraire une cause de ces augmentations. Pour certains, ces estimations seraient moins élevées du fait d'une population de race noire relativement importante en Amérique du Sud - et davantage préservée que la population de race blanche en matière d'ostéoporose - et non suffisamment prise en compte dans ces estimations.

Les Asiatiques souffriraient encore moins d'ostéoporose que les Européens ou les Américains du Nord (États-Unis et Canada), notamment de fractures de la hanche. Ceci s'expliquerait par le fait que les femmes asiatiques bénéficient de facteurs protecteurs contre les chutes et les fractures tels qu'une taille plus petite, un centre de gravité plus bas et pas de neige, donc moins de risque de chute.

Les experts

Les conclusions du rapport de l'IOF (International Osteoporosis Foundation), rendu public le 22 septembre 2009 à Pékin, indiquent que les Asiatiques seraient tout autant concernés par l'ostéoporose...

« Pour la première fois, ce rapport a rassemblé puis analysé l'ensemble des données disponibles pour quatorze pays d'Asie. Alors que le nombre de fractures du col du fémur a tendance à se stabiliser dans les pays occidentaux, il a été multiplié par deux à trois en trente ans dans la plupart des pays asiatiques. La principale raison en est l'augmentation spectaculaire de l'espérance de vie dans des pays comme la Chine ou l'Inde. La fracture du col du fémur ne survenant qu'à partir de soixante-dix à soixante-quinze ans, encore faut-il atteindre cet âge pour risquer d'être victime de fractures ! Or si l'espérance de vie est, en 2009, de quatre-vingts ans pour les femmes en France, quatre-vingts-trois ans en Finlande, elle n'est encore que de soixante-cinq ans en Inde même si elle y augmente, soixante-trois ans au Cambodge et atteint, depuis peu, soixante-quinze ans en Chine.

Les experts s'accordent à dire qu'en 2050, plus de la moitié de toutes les fractures liées à l'ostéoporose (col du fémur et fractures vertébrales) surviendront en Asie.

En Chine, le nombre de fractures du col du fémur, qui était jusqu'en 1988 l'un des plus faibles au monde (10 pour 10 000) a, depuis, significativement progressé, augmentant, entre 1988 et 1992, de 34 % pour les femmes et de 33 % pour les hommes.

En Inde, les experts estiment que le nombre de personnes touchées par l'ostéoporose, qui était de 26 millions en 2003, atteindra 36 millions en 2013.

Au Japon, les chiffres contredisent aussi les idées reçues : classiquement considéré comme un pays où l'ostéoporose est faible malgré une espérance de vie élevée, on y a pourtant recensé, en 2002, 117 900 fractures du col du fémur liées à l'ostéoporose (pour une population de 126 millions d'habitants). À titre de comparaison, en 2001, la France comptait 70 000 fractures pour une population de 59 millions.

Cette situation est donc en passe de devenir un problème de santé publique majeur pour ces pays, et la prévention un enjeu essentiel. Un audit rapporte que les apports calciques sont très faibles en Asie et recommande d'augmenter la consommation de produits laitiers. Plusieurs études ont en effet montré que le lait et les produits laitiers ont des effets bénéfiques sur le statut osseux des Chinoises de tous âges. On peut aussi faire de vieux os solides en Asie ! »[1]

Nous allons étudier plus loin dans cet ouvrage les effets des laitages : tout dépend du terrain qui est le nôtre !

Voici les résultats d'une étude chiffrée menée dans plusieurs pays de différents continents sur le nombre de fractures de la hanche en fonction des populations. Le choix se porte sur l'étude de la fracture de la hanche car c'est l'un des paramètres les plus significatifs de l'épidémiologie de l'ostéoporose.

1. Source : site http ://www.lanutrition.fr

Comparons les populations

Incidence des fractures de la hanche, sur un échantillon de 100 000 personnes âgées de plus de cinquante ans, par an, et dans les différentes populations :

Localisation géographique	Année de l'étude	Femmes	Hommes	Rapport de proportion Femmes/Hommes
Asie				
Singapour	1991-1998	402	152	2.6
Hong Kong	1985	353	181	2.0
Koweït	1998	295	200	1.5
Tottori - préfecture, Japon	1986-1987	202	73	2.8
Pékin, Chine	1990-1992	85	80	1.0
Shenyang, Chine	1994	87	100	0.8
Honam, Corée	1991	41	48	0.8
Océanie				
Australie	1989-1990	500	182	2.7
Nouvelle Zélande (Blancs)	1973-1976	620	151	4.1
Nouvelle Zélande (Maoris)	1973-1976	107	182	0.6
États-Unis				
Californie (Caucasiens)	1983-1984	617	215	2.9
États-Unis	1989	506	179	2.8
Californie (Asiatiques)	1983-1984	383	116	3.3
Californie (Noirs)	1983-1984	241	153	1.6
Californie (Hispaniques)	1983-1984	219	97	2.3
Rochester	1965-1974	510	174	2.9
Amérique du Sud				
La Plata, Argentine	1989-1990	513	122	4.2

Localisation géographique	Année de l'étude	Femmes	Hommes	Rapport de proportion Femmes/Hommes
Europe				
Oslo, Norvège	1989	903	384	2.3
Genève, Suisse	1987	405	127	3.2
Canton de Vaud, Suisse	1991	494	170	2.9
Porto, Portugal	1988-1989	423	155	2.7
Crête	1986	394	179	2.2
Hollande	1987	393	154	2.6
Southampton, Grande-Bretragne	1986	262	72	3.6
Italie	1990	232	81	2.8
Afrique				
Bantu, Afrique du sud	1959-1964	26	38	0.7
Rabat, Maroc	2002	80	58	1.3

Incidence standardisée, ajustée à la population américaine blanche de 1985 âgée de plus cinquante ans.[1]

L'OSTÉOPOROSE EST UNE MALADIE D'HOMMES AUSSI

Oui je sais, mesdames, c'est SURTOUT UNE MALADIE DE FEMMES, tout le monde le sait.

Les femmes sont en tête : après quatre-vingts ans, 33 % des femmes sont atteintes contre 20 % des hommes. On appelle cela de nos jours des

1. Source : site : http://www.rhumato.info

« personnes à risque ». À partir de cinquante ans, 40 % le sont contre 13 % des hommes.

L'ostéoporose est bien une maladie plus typiquement de femme. Il y a donc un facteur hormonal. Mais...

L'ostéoporose concerne aussi les hommes.

Un homme sur cinq de plus de cinquante ans aura, dans les années qui lui restent à vivre, une fracture due à l'ostéoporose. Mais cet homme a davantage de risque d'avoir un cancer de la prostate que de se casser un os par ostéoporose, surtout en Suède, pays qui détient le triste record (la Suède est une grosse consommatrice de lait animal).

Mon « travail » consistant à aider mes semblables en matière d'hygiène de vie et de santé, et la spécialité des naturopathes étant de renforcer les terrains, nous pouvons vous certifier que les terrains d'hommes candidats à l'ostéoporose sont légion de nos jours. L'acidose générée par notre alimentation admirable et nos stress démesurés sont « aux manettes ». Félicitation à ceux qui organisent tout cela !

La baisse subite de l'hormone féminine nommée œstrogène est presque un phénomène médiatique : on en parle beaucoup, c'est dans les consciences. Cette baisse engendre au moment de la ménopause une réduction de la masse osseuse, donc une fragilité des os.

Chez l'homme, la baisse de l'hormone masculine testostérone n'est pas subite, elle se fait lentement tout au long de la vie d'adulte. Ici pas de cataclysme « imprévu ». Pourtant la baisse de l'appétit sexuel (ça se voit) va inéluctablement de pair avec la naissance de l'ostéoporose.

Notre société n'a pas du tout conscience que l'ostéoporose frappe aussi les hommes. Les hommes perdent sept années de vie après une fracture de la hanche. Comme leur capital est moindre à ces âges avancés, cette perte est plus douloureuse car il leur reste alors très peu à vivre.

Lorsqu'un médecin ou thérapeute reçoit un homme pour lui prodiguer des conseils préventifs de santé, il pense d'abord et surtout aux maladies cardio-vasculaires, à l'hypertension, à leur chère prostate, au célèbre cholestérol... et jamais à l'ostéoporose.

Ce n'est pas mon cas

En effet, c'est ma première préoccupation de thérapeute, car je me tourne d'emblée vers les risques d'ostéoporose. Car je « mesure » en premier l'excès d'acidité du corps, source de tous nos maux et aussi – vous l'avez intégré – de la déminéralisation et de l'ostéoporose. Ces chers messieurs sont alors surpris et pensent que je suis sur une fausse piste ! Il faut alors « ramer » car le docteur « n'a jamais parlé de ça »...

Pourtant, après soixante-cinq ans, un tiers des hommes ont un taux hormonal inférieur à la normale.

COMMENT MESURER L'OSTÉOPOROSE

L'ostéodensitomètre

Les appareils utilisés s'appellent des ostéodensitomètres. Une des techniques est l'absorptiométrie biphotonique à rayons X où l'on mesure la densité minérale osseuse (DMO) à l'aide de l'émission d'un rayon X de faible intensité. Le patient est allongé, et une machine, l'ostéodensitomètre, sorte de grand boîtier à bras, balaye les zones à analyser. On obtient les résultats au bout de quelques minutes. On effectue généralement cette mesure au niveau des vertèbres et d'un os long comme le fémur.

On détermine une mesure appelée T-score. Ce calcul s'obtient en comparant la DMO du patient avec la DMO moyenne d'une population jeune, au maximum de son capital osseux.

Voici les catégories définies par l'OMS des scores possibles et ce qu'ils signifient :

1. Situation considérée comme normale. T-score jusqu'à -1 DS (déviation standard), soit 10 % de perte de densité minérale osseuse.
2. Situation analysée comme de l'ostéopénie, c'est-à-dire une fragilisation du tissu osseux due à une baisse de la densité osseuse. T-score entre -1 et -2.5 DS soit 10 à 25 % de perte de densité minérale osseuse. Une surveillance régulière est préconisée et des mesures préventives sont conseillées.
3. Situation cataloguée d'ostéoporose. T-score inférieur à -2.5 DS, soit plus de 25 % de perte de densité minérale osseuse. Un réel travail de remise à niveau de la masse osseuse est indispensable.

La radiographie

Il est à noter que les radiographies ne peuvent pas mesurer l'ostéoporose de façon précise et distincte. Si l'on constate une diminution de la masse osseuse sur une radio, c'est qu'il est grand temps de s'en occuper, car la radio ne peut la détecter que si la masse osseuse a déjà bien rétréci. Cependant, elle peut être intéressante pour faire déjà un premier état des lieux, voir le comportement général de la colonne vertébrale par exemple. Elle est très utile pour détecter les fractures, notamment du col du fémur, ou du poignet.

La scintigraphie osseuse

On injecte en intraveineuse un isotrope légèrement radioactif qui va se localiser dans les zones à forte activité cellulaire indiquant un terrain enflammé, comme dans le cas de fracture, tumeur en développement, infection... On obtient une image du squelette avec des zones pleines de petits points, qui nous montre des foyers osseux enflammés. L'interprétation est délicate car il peut également s'agir de foyers d'arthrose.

Le scanner

L'avantage de cet appareil est qu'il peut faire des coupes du rachis et donc mieux appréhender en détail l'état d'une vertèbre pour ce qui est notamment de ses apophyses, ses épineuses et ses pédicules, c'est-à-dire ses structures osseuses extérieures. Il ne fait pas peur aux claustrophobes contrairement à l'IRM.

L'IRM

On est allongé, et tout autour de nous se trouve un caisson géant aimanté. Il n'y a pas d'utilisation de rayons X, contrairement au scanner, mais de champs électromagnétiques. Il est donc prohibé entre autres pour les porteurs de stimulateur cardiaque. Il permet d'obtenir une vision en 3D d'une vertèbre.

Technique d'ultrasons

Des experts travaillent sur la mise en place d'appareils pouvant mesurer l'ostéoporose par des ultrasons. Cette technique serait peu coûteuse, non nocive et pourrait être intéressante dans un premier diagnostic. Si des dysfonctionnements étaient alors remarqués, on pourrait ensuite conduire les gens à faire une ostéodensitométrie.

Le physioscan

Cet appareil de médecine quantique mesure en énergétique la similitude spectrale du terrain de l'ostéoporose, c'est-à-dire le degré où les conditions sont remplies pour conduire à l'ostéoporose[1].

---

1. Pour plus d'explications voyez cette page de site : http://www.lesclesdelasource.com/appareil_physioscan_energie_bilan_sante. html

Qui doit faire une ostéodensitométrie ?

Les personnes concernées sont celles qui ont des prédispositions fortes, qui ont notamment subi des fractures, surtout après cinquante ans, du poignet, de la hanche, d'une vertèbre, qui ont été ménopausées tôt, c'est-à-dire avant quarante ans. Généralement on ne classera pas, dans les personnes à risque, celles qui font une chute de cheval à trente-trois ans et se cassent une vertèbre lombaire ! Par contre, il convient de prendre en compte le cas d'une personne qui subit une cassure spontanée et soudaine alors qu'elle porte par exemple un objet, notamment si elle a plus de cinquante ans ! Reste aussi un indicateur de taille, si vous me permettez ce jeu de mot : la taille ! On peut subir des tassements vertébraux, une fracture vertébrale, sans rien sentir. C'est le cas de deux tiers des personnes. Donc si l'on observe et mesure que l'on diminue de taille, cela est un indicateur sérieux à prendre en compte. Sachez tout de même que si vous perdez un centimètre tous les dix ans, cela reste dans la nature de l'évolution du squelette humain.

Il y a des bémols

Les personnes sujettes à l'arthrose peuvent avoir sur la colonne vertébrale des déformations appelées becs de perroquet qui laissent croire que la masse osseuse est correcte, or il s'agit d'excroissances osseuses dues à de l'arthrose, donc à une dégénération du cartilage articulaire des disques intervertébraux. Pour compenser la perte de cartilage entre les vertèbres, le corps fabrique des excroissances osseuses. Attention donc à choisir un médecin compétent qui prendra bien le temps d'analyser les résultats de votre ostéodensitométrie. Rien ne vous empêche de refaire une analyse ailleurs. Avec un autre bémol cependant, c'est que d'une machine à une autre, - eh oui, il y a plusieurs fabricants - et d'un praticien à l'autre - eh oui, il y a beaucoup de business à faire sur l'ostéoporose, d'ailleurs il y a beaucoup de praticiens et les tarifs vont de 40 € à 200 € -, les résultats ne sont pas identiques !

Notons que l'ostéodensitométrie mesure la densité osseuse. Mais cela n'est pas suffisant. Lorsque l'on souhaite connaître « l'état » de nos os, il faut également compter avec la qualité de l'os. Or, cela n'est pas pris en compte dans les analyses médicales actuelles.

Faire d'autres mesures : à vos marqueurs, partez !

Grâce à un prélèvement de sang ou d'urine, on tente de mesurer comment travaillent les principaux ouvriers qui entrent dans l'activité de vos os et qui sont vos cellules ostéoblastes (qui fabriquent le tissu osseux) et vos cellules ostéoclastes (qui détruisent le tissu osseux). Sachez que ces mesures ne sont pas fiables à 100 %. Elles peuvent donner une idée de cette activité osseuse et indiquer si la balance penche beaucoup dans le sens de la destruction. À l'heure actuelle, la mesure concernant l'activité des ostéoblastes se fait à partir des marqueurs sanguins que sont l'ostéocalcine et la phosphatase alcaline osseuse. Celle des ostéoclastes s'effectue à partir d'un échantillon d'urine en mesurant la pyridinoline, la désoxypyridinoline, CTX et NTX.

Et si ce n'était pas de l'ostéoporose ?

D'autres maladies osseuses existent. Il convient alors de faire des investigations plus en profondeur pour savoir s'il s'agit d'une infection vertébrale voire d'une métastase vertébrale, notamment en contrôlant l'augmentation éventuelle des globules blancs, en mesurant la vitesse de sédimentation et la protéine C réactive.

CHAPITRE 2

LES OS

DE QUOI SONT FAITS LES OS ?

On distingue le **périoste** qui est la membrane innervée et vascularisée qui entoure l'os. Le périoste est fait de tissu conjonctif. Il permet aux tendons et aux ligaments de se fixer sur l'os. C'est l'enveloppe des os longs et des os plats. Il contribue au développement en épaisseur de l'os. Sous le périoste se trouve une couche de tissu osseux très dure appelée **os cortical** ou **compact**. Sous l'os cortical se trouve le tissu osseux beaucoup moins dense appelé **os spongieux**. C'est dans la trame de l'os spongieux que l'on trouve la **moelle osseuse**. Aux extrémités des os longs se trouvent les articulations qui sont recouvertes d'une fine couche brillante et lisse de cartilage. Aux articulations, il n'y a pas de périoste.

Chaque os est donc composé de deux parties distinctes : la partie centrale appelée os spongieux et la partie périphérique appelée os compact.

L'os est composé de tissu osseux lui-même fabriqué à partir de plusieurs tissus. L'os est considéré comme un tissu conjonctif, c'est-à-dire qu'il soutient des parties du corps. Il contient seulement 50 % d'eau. Le tissu osseux est composé de deux matrices principales, c'est-à-dire deux supports, deux structures : une matrice minérale et une matrice organique. La **matrice minérale** représente 70 % du poids de l'os sec et elle est composée de **sels minéraux.** La **matrice organique** qui représente 30 % est composée d'**osséine.** Ces matrices sont issues et gérées par trois familles de cellules : les **ostéoblastes** et les **ostéocytes** qui les élaborent, les fabriquent, et les **ostéoclastes** qui les démantèlent, les détruisent quand elles sont usées.

Composition principale de l'os :

- 2/3 de sels minéraux ;
- 1/3 d'osséine.

Les minéraux des os sont le calcium, le phosphore et le magnésium. On trouve aussi des oligo-éléments comme le fer, le sodium, le potassium, le chlore, le fluor en quantités moindres. Le calcium est présent à 85 % sous la forme de phosphate tribasique de calcium, puis vient le carbonate de calcium avec 9 %, le fluorure de calcium avec 4 % et le phosphate de magnésium avec 2 %.

L'osséine est une matière organique faite à 95 % d'une protéine appelée le collagène.

Ce sont les ostéoblastes, présents dans les os, qui fabriquent l'osséine et des sels minéraux. C'est autour des ostéoblastes et dans les interstices des os que prennent alors place l'osséine et les sels minéraux. C'est en formant des cristaux que les minéraux vont solidifier le tissu osseux.

Allons un peu plus loin dans la découverte de ce que l'on trouve dans un os. La partie compacte de l'os est parcourue de tubes microscopiques de 0,2 mm de diamètre appelés les **canaux de Havers** qui contiennent les vaisseaux sanguins très fins, de minces filets nerveux, du tissu conjonctif. Les canaux de Havers sont reliés perpendiculairement par des canaux appelés **canaux de Volkmann** qui débouchent aux extrémités des os au niveau des trous nourriciers. Les canaux de Havers sont entourés de **lamelles osseuses** qui sont des structures concentriques ressemblant aux cernes, cercles ou anneaux d'un arbre.

Entre les lamelles osseuses se trouvent les cellules appelées ostéoblastes qui abritent chacun une cellule appelée ostéocyte, cellule osseuse arrivée à maturité. L'ostéocyte a la forme d'une étoile et il relie les ostéoblastes, les canaux de Havers et les canaux de Volkmann entre eux. Cette structure cylindrique composée des lamelles osseuses, des cellules osseuses, des différents canaux de Havers est appelée **ostéon**. Ces ostéons disposés les uns à côté des autres composent ainsi la partie du tissu osseux très dur appelée os cortical.

Lorsqu'on fait une coupe horizontale de cette partie dure de l'os, on a l'impression de voir plusieurs troncs d'arbres coupés horizontalement et collés les uns aux autres. Entre les ostéons se trouvent des **lamelles interstitielles** provenant de la décomposition d'anciens ostéons.

Zoom sur les cellules osseuses

Pendant la formation de l'ostéon, les ostéoblastes, qui sont les cellules osseuses embryonnaires formatrices du tissu osseux, placent autour d'eux de l'osséine qui petit à petit est minéralisée. Cela va former les cellules appelées ostéocytes développant des filaments et prenant la forme d'étoiles. Les ostéocytes se logent entre les lamelles osseuses et sont nourris grâce à de très fins canaux où transitent l'oxygène et les nutriments. Dans ces petits canaux sont également évacués les déchets. Pour que le système de fonctionnement osseux soit complet, il ne faut pas oublier les ostéoclastes, ces cellules de grande taille qui vont faire le ménage en détruisant et nettoyant le vieux tissu osseux par la formation de petites cavités.

La phase de destruction ou nettoyage dure deux à trois semaines, et la phase de reconstruction ou construction nécessite à peu près trois mois. L'ostéoclaste est une grosse cellule comparée à l'ostéoblaste. Il faut cent ostéoblastes pour reconstruire le trou de nettoyage fait par un ostéoclaste. Ce sont les hormones qui aident à la gestion salutaire et régulière de tout cela et permettent ainsi le maintien d'une situation d'équilibre.

Expériences chimiques

Selon des expériences chimiques, lorsque l'on trempe un os dans l'acide, les sels minéraux sont éliminés et il ne reste plus que l'osséine. L'os est devenu tout mou. On comprend ici l'importance d'avoir un terrain non acide pour éviter l'ostéoporose !

Par curiosité intellectuelle, sachez que l'osséine bouillie donne de la gélatine, bien connue des charcutiers.

La moelle osseuse

On distingue la moelle rouge et la moelle jaune. À ne pas confondre avec la moelle épinière qui fait partie du système nerveux et qui se loge au centre de la colonne vertébrale. La moelle osseuse rouge située à l'intérieur des os spongieux fabrique les éléments du sang, à savoir les plaquettes, les globules rouges, les globules blancs, les anticorps. La moelle jaune est logée au centre des os longs et correspond à la dégénérescence graisseuse de la moelle rouge.

Saviez-vous que le centre d'un tronc d'arbre s'appelle la moelle ? Joli clin d'œil à notre arbre de vie qu'est la colonne vertébrale.

Comment apparaît l'ostéoporose ?

Composition d'un os sain

Comme énoncé précédemment, la partie extérieure de l'os appelée os compact est la partie la plus dure. Sous cette couche est fixée une trame, une sorte de quadrillage comme de la dentelle solide, c'est l'os spongieux. L'os compact est plus épais pour les os appelés longs - notamment ceux des bras, des jambes - et aussi pour les os du crâne, et moins épais pour ceux de la colonne vertébrale et pour les autres os appelés courts et les os appelés plats.

L'os compact représente 80 % de la masse totale du squelette.

L'os spongieux se trouve essentiellement dans les extrémités des os longs, et dans la partie centrale des os plats et des vertèbres.

Dans une vertèbre on trouvera 50 % d'os cortical et 50 % d'os spongieux. Dans le col du fémur on aura 70 % d'os dur ou cortical et 30 % d'os spongieux.

L'os est vivant

Certains pensent encore qu'ils se font de vieux os. Peine perdue ! L'os se renouvelle continuellement. On appelle cela le remodelage osseux, car le tissu osseux le plus vieux se désagrège pour laisser la place à un nouveau. Les deux types de cellules chargées de ce travail sont fabriqués dans la moelle osseuse. Rappelons que celles qui démantèlent le vieux tissu osseux s'appellent les ostéoclastes, et celles qui contribuent à la fabrication du tissu neuf se nomment les ostéoblastes. En prenant de l'âge, un delta d'activité et de présence apparaît entre les deux cellules au profit des ostéoblastes, ce qui explique que l'os finit par vieillir. Ce déclin apparaît vers l'âge de quarante ans.

Inégalité homme-femme dans la perte des os !

À partir de quarante ans l'être humain perd progressivement de la matière osseuse. En moyenne, jusqu'à sa mort, une femme va perdre 35 % de sa masse osseuse compacte (périoste) et un homme 25 %. Concernant la masse spongieuse, une femme perdra 50 % et un homme 35 %. La différence de pourcentage entre les deux sexes provient du fait que la femme vit en moyenne plus longtemps que l'homme, que la masse du squelette féminin est plus faible et qu'il y a une accélération de la perte osseuse pendant la ménopause. Cependant on note dès l'âge de vingt-cinq ans, et cela aussi bien chez les femmes que chez les hommes, une perte osseuse moyenne d'environ 0,5 % par an. Chez les femmes entre cinquante ans et cinquante-cinq ans, cela se situe entre 1,5 % et 3 %, puis cela se situe entre 1 % et 2 % de cinquante ans à soixante ans. Cela proviendrait de l'arrêt de production ovarienne d'œstrogènes. Je dis « proviendrait », car il n'a pas encore été démontré pourquoi certaines femmes ont une perte osseuse plus importante que d'autres pendant la ménopause. Au-delà de soixante ans, on retrouve la même vitesse moyenne de croisière que les hommes, à savoir 0,5 % de perte osseuse par an chez les femmes. À rappeler cependant que vers l'âge de soixante-cinq ans, 40 % des femmes sont touchées par l'ostéoporose.

Notre squelette

Nous sommes faits de 206 os ! Ils sont reliés entre eux grâce aux articulations et ce sont les muscles qui leur permettent de se mouvoir.

L'os a des propriétés à la fois élastiques et rigides. L'osséine permet une élasticité, une flexibilité et une résistance, et les sels minéraux permettent une dureté et une rigidité.

Il y a trois catégories d'os :

- les os longs comme le fémur (à la cuisse entre le genou et la hanche), le tibia et le péroné (au mollet), l'humérus (au bras entre le coude et l'épaule), le cubitus et le radius (à l'avant-bras)
- les os courts comme les phalanges avec ceux du tarse (os des pieds) et ceux du carpe (os des mains), les vertèbres (33 au total avec 7 cervicales, 12 dorsales, 5 lombaires, le sacrum composé de 5 vertèbres soudées, le coccyx composé de 4 vertèbres soudées)
- les os plats comme l'omoplate, l'os du crâne, l'os iliaque (à la hanche), les côtes, le sternum

Le type d'os le plus complexe est l'os long. C'est le seul qui possède un corps extérieur appelé diaphyse et deux têtes à chaque bout appelées épiphyses. On trouve à la base des épiphyses des petits trous appelés trous nourriciers qui permettent aux tendons, ligaments, vaisseaux sanguins et nerfs de passer.

Quelques rôles de notre squelette et des os :

- charpente de l'organisme
- permet au corps de se mouvoir grâce aux articulations et aux muscles
- renferme la moelle osseuse qui produit les trois types de cellules sanguines, les globules rouges, les globules blancs et les plaquettes

- contient la plus grande réserve de calcium de l'organisme : le sang puise dans les os le calcium dont il a besoin
- filtre et élimine des toxines, des métaux lourds (plomb, arsenic)
- protège les organes vitaux comme le cœur et les poumons grâce à la cage thoracique formée par le sternum, les côtes et dorsales ; la moelle épinière grâce à la colonne vertébrale, le cerveau grâce à l'os du crâne.

Comment l'ostéoporose abîme les os

Cette maladie détériore aussi bien la partie extérieure dure de l'os, l'os compact, que l'os spongieux qui est la partie intérieure dentelée de l'os. Elle les amincit et les désagrège progressivement. C'est là que l'on voit apparaître les risques de fracture car l'os est devenu beaucoup plus fragile.

Nous avons tous un pic osseux

Quand nous grandissons, les os deviennent de plus en plus vigoureux. En moyenne on admet que l'on atteint le pic osseux, soit la masse osseuse la plus robuste que nous puissions avoir, vers l'âge de vingt-cinq ans. Cela varie d'un individu à un autre, d'un sexe à l'autre, d'un poids à un autre, sachant que les personnes corpulentes ont un pic osseux plus important que les personnes maigres. Ce pic serait un critère déterminant quant au risque de développer une ostéoporose plus tard. Plus le pic est important, moins les risques d'en être atteint sont grands. Selon certains spécialistes, ce pic osseux serait dû à 80 % à nos gènes. On ne pourrait donc agir que sur 20 % et améliorer notre score familial et transgénérationnel - mon Dieu, c'est quelquefois lourd à porter ! - grâce à une activité physique régulière : ce qui stimule et renforce les os, une bonne alimentation notamment riche en minéraux et par l'éviction de produits nocifs pour l'os comme l'alcool et le tabac, très acidifiants.

LES CORRESPONDANCES ET TROUBLES DES VERTÈBRES

Chaque vertèbre de la colonne vertébrale est reliée à un certain nombre d'organes et de fonctions. En cas de dysfonctionnements localisés, des troubles apparaissent. Découvrons les correspondances et troubles dans le tableau ci-dessous[1] :

Cervicales	Correspondances organiques et autres...	Exemples de troubles
C1	Approvisionnement sanguin de la tête, cuir chevelu, os de la face, cerveau, oreille interne, système nerveux sympathique, visage, nez, yeux, oreilles, langue, larynx, pharynx, amygdales, bras	Mémoire, équilibre, névralgies faciales, occipitales, vertiges, nausées, maux de tête, états dépressifs
C2	Yeux, nerf optique, nerf auditif, sinus, langue, front, cuir chevelu, cerveau, visage, nez, gorge, oreilles, larynx, cordes vocales, pharynx, estomac, bras	Vertiges, problèmes oculaires ou auditifs, allergies
C3	Joues, oreilles externes, os de la face, dents, gencives, cuir chevelu, cerveau, visage, nez, yeux, oreilles, amygdales, bouche	Migraines, céphalées, acné de la face, eczéma, douleurs dentaires
C4	Nez, lèvres, bouche, trompes d'Eustache (oreilles), diaphragme, thyroïde, action sur les poumons	Asthme, emphysème, allergies (rhume des foins, herpès buccal,...)
C5	Cordes vocales, glandes du cou, thyroïde, pharynx, amygdales, épaules, bras, mains, seins	Douleurs cervico-brachiales, affections et douleurs de la gorge
C6	Muscles du cou, épaules, amygdales, thyroïde, action sur parathyroïde, tachycardies, bras, mains	Douleurs cervico-brachiales, torticolis, douleur des épaules
C7	Glande thyroïde, épaules, coude, yeux, pharynx, amygdales, seins, poumons, bronches, bras	Troubles cardio-vasculaires, hypertension, tachycardie, fourmillements et engourdissement des zones concernées

1. Ces données simplifiées sont reprises dans mon livre *Nouvelles Clés pour mieux vivre : 22 voies vers le bien-être*, éditions Médicis, coll. « Les clés du bien-être », 2006.

Dorsales	Correspondances organiques et autres...	Exemples de troubles
D1	Avant-bras, poignets, mains, doigts, œsophage, trachée, visage, oreilles, nez, bouche, dents, amygdales, cou, nerfs vasomoteurs de la tête, péricarde, médiastin, cœur, thyroïde, bras	Fourmillements et engourdissement des zones concernées
D2	Cœur, valvules, artères coronaires, cerveau, oreilles, thyroïde, bronches, cœur : action sur la pression sanguine, seins	Symptômes ou douleurs cardiaques
D3	Poumons, bronches, plèvre, poitrine, seins, mamelons, cerveau, oreille, plexus solaire, pylore, estomac, poumons, plèvre	Affection pulmonaire, douleur aux seins
D4	Vésicule biliaire et ses canaux, foie, bouche, amygdales, thyroïde, respiration et cœur	Hypertension, spasmes cardiaques
D5	Foie, plexus solaire, sang (circulation au niveau de l'abdomen), rate, estomac (l'ouverture du pylore permet de vider l'estomac), pancréas, duodénum, diaphragme	Oppression, anxiété, troubles dyspeptiques
D6	Estomac, diaphragme, vésicule biliaire	Troubles de la vésicule biliaire, du moral, certaines migraines « vésiculaires », affections cutanées
D7	Pancréas, îlots de Langerhans, duodénum, estomac, diaphragme, rate, vésicule biliaire	Diabète
D8	Rate, diaphragme, pancréas, foie, vésicule biliaire, estomac, intestins, glandes surrénales (adrénaline)	Hoquet, douleur au plexus solaire
D9	Capsules surrénales, diaphragme, rate, pancréas, foie	Agressivité, réactivité, réactions allergiques
D10	Rein, foie, pancréas, uretères, prostate, utérus, ovaires, testicules,	Rétention d'eau, cellulite, calculs rénaux, œdème, intoxication, fatigabilité
D11	Rein, uretères, estomac, intestin grêle, péritoine, vessie, épididyme, prostate, trompes de Fallope, col de l'utérus	Mauvaise élimination, intoxication, fatigabilité
D12	Intestin grêle, trompes de Fallope, circulation lymphatique, péritoine, reins, vessie, uretères, membres inférieurs	Mauvaise assimilation, douleurs articulaires, gaz

Lombaires		
L1	Gros intestin, côlon, péritoine, rein, vessie, organes génitaux, membres inférieurs	Constipation, colites, diarrhées
L2	Appendice, abdomen, cæcum, partie supérieure des jambes, gros intestin, péritoine, organes génitaux, membres inférieurs	Crampes, douleurs abdominales
L3	Organes sexuels, ovaires, testicules, utérus, genoux, côlon descendant, membres inférieurs	Règles douloureuses, impuissance, cystites, douleur aux genoux
L4	Prostate, muscle lombaire, nerf sciatique, ovaires, utérus, prostate, pénis, côlon sigmoïde, rectum, membres inférieurs	Sciatique, lombalgie, problème de miction
L5	Chevilles, pieds, orteils, rectum, membres inférieurs, sciatique	Crampes, bas des jambes lourd, sciatiques
Sacrées		
S 1-2-3-4	Os iliaque, muscles fessiers, rectum, anus, zone génitale, membres inférieurs	Problèmes de l'axe vertébral
Coccyx	Organes sexuels, circulation des organes du bassin	Problèmes de l'axe vertébral, hémorroïdes

CHAPITRE 3

LES SIGNES PRÉCURSEURS

LES SIGNES ANNONÇANT L'OSTÉOPOROSE

Nous avons tous remarqué nos vieillards aux dos voûtés et courbés. Quand nous avons un « âge certain » ou un « certain âge » comme on dit, l'ostéoporose - en principe - bat son plein. Le déclin du corps est engagé. Mais elle peut apparaître avant l'âge. On observe alors des signes avant-coureurs.

Les fractures sont le signal le plus évident. Bien entendu, on trouve des fractures sans ostéoporose. Un os jeune et/ou en bonne santé ne casse pas au moindre choc, ne casse pas sans choc vigoureux. Mais lorsque les os sont fragilisés par une porosité accrue, une densité osseuse diminuée, ces os cassent facilement. Les poignets, les hanches, le célèbre col du fémur, les vertèbres, la colonne vertébrale elle-même, en font les frais, premiers sur la liste.

Lorsque la densité osseuse diminue, les os se tassent, les disques s'écrasent, les espaces entre les disques s'amoindrissent, et donc la colonne vertébrale rétrécit : on perd des centimètres en hauteur.

Alors le dos se courbe en même temps qu'il se rétrécit. Quel tableau !

Il importe de s'y prendre plus tôt

Quand ces symptômes apparaissent, il est temps de s'en préoccuper et d'agir. Je sais bien qu'en France, quand on n'a pas mal, il n'y a pas d'urgence et donc on ne s'occupe de rien. Je sais aussi que toute thérapie préventive qui ne soit pas « médicament et médicament et médicament » n'intéresse personne. Elle n'est d'ailleurs pas « remboursée ».

La folie des médicaments inutiles et nuisibles

Le docteur David Servan Schreiber écrit : « Comment justifier que les antidépresseurs soient prescrits aujourd'hui à une femme sur trois qui sort du cabinet d'un médecin ? Comment expliquer qu'en France plus de 300 000 ordonnances d'antidépresseurs s'adressent chaque année à des enfants, malgré le manque de preuves de leur efficacité et le risque qui, lui, est démontré, d'aggravation des idées suicidaires ? Comment justifier une utilisation tellement généralisée que ces médicaments passent de l'urine vers les rivières, les poissons ? Et même, dans certaines villes européennes, dans l'eau potable ! »

Il nous arrive souvent de prendre trop de médicaments. Certains en prennent beaucoup : jusqu'à vingt par jour ! Par exemple, pour imager nos habitudes médicamenteuses, on sait que la France est la plus grande consommatrice au monde d'antidépresseurs et de tranquillisants. Triste record ! Un Français sur sept consomme des psychotropes. Nous battons les États-Unis de 40 %. Cette consommation a doublé en dix ans. Avec cinquante boîtes par personne et par an, la France est le pays qui consomme le plus de médicaments (par habitant) au monde. Après soixante-dix ans, un Français prend dix médicaments en moyenne par jour. Médaille d'or en Europe ! Une ordonnance française compte en moyenne 4,5 médicaments, contre 0,8 dans le nord de l'Europe. Jusqu'où ira-t-on ?

Certains prennent même des médicaments contre l'ostéoporose ! Comme il s'agit de la détérioration du terrain osseux, seul le terrain est à reconstruire, renforcer, minéraliser dans un environnement non acide. Or, trop de médicaments acidifie notre terrain !

Et l'ostéoporose progresse

Irrémédiablement elle avance ! Sans créer de douleur, en silence.

Pourtant les handicaps qu'elle va générer seront générateurs de souffrances et même de mortalité. 15 % à 20 % des personnes âgées qui se brisent une hanche meurent dans les six mois qui suivent !

Et la porosité s'accroît. Et la minceur des parois osseuses s'accroît. Et la raréfaction des minéraux s'accroît. Et l'acidité s'accroît.

La vie s'allonge

L'ostéoporose devient un fléau car elle commence plus tôt que dans la vie de nos ancêtres ; le nombre d'années après son apparition s'accroît chaque jour puisque la durée de vie augmente et donc les souffrances pareillement...

Le genre humain vit en moyenne soixante-cinq ans aujourd'hui dans le monde, contre seulement vingt-cinq ans il y a un ou deux siècles. Jusqu'à la seconde moitié du XVIIIe siècle, la durée de la vie en France était de vingt-cinq ans en moyenne. La durée de vie moyenne a plus que triplé en France en deux siècles et demi, passant à plus de quatre-vingts ans aujourd'hui.

L'espérance de vie en France est de 77,6 ans pour les hommes et 84,5 ans pour les femmes. Je sais, ce n'est pas juste ! Sont-ce les soucis moindres de nos dames, les égards surmultipliés de ces messieurs qui font la différence ? Redevenons sérieux ! Une fille qui naît en France ces jours-ci a beaucoup de chances de devenir centenaire.

Les chercheurs de l'université de Cambridge au Royaume-Uni, en partenariat avec le Medical Research Council, ont essayé de trouver l'impact du mode de vie sur l'espérance de vie[1]. L'étude conclut que le « mode de vie idéal » : absence de tabac, consommation réduite d'alcool, cinq fruits et

1. Site Internet Wikipedia

légumes par jour, une demi-heure d'exercice physique par jour, augmente l'espérance de vie de quatorze ans par rapport au cumul du vécu de ces quatre facteurs de risque précités, lesquels multiplient par quatre le risque de décès ; par deux pour deux facteurs de risque. Tout cela en espérant que la négation de tout ce qui fait mon plaisir de vivre, le « fais pas ci, fais pas ça », n'augmente pas le facteur de risque « stress », donc l'acidose du corps, donc l'ostéoporose.

L'ostéoporose frappe à n'importe quel âge de nos jours

On trouve des personnes de plus en plus jeunes souffrant de cette maladie.

LES FRACTURES

Les fractures peuvent indiquer l'arrivée de l'ostéoporose.

Quand on parle fracture, on pense à la fracture simple lors d'une chute. Dans le cas de l'ostéoporose, les fractures sont très complexes et souvent aussi très douloureuses.

Tant qu'elles n'ont pas subi de fracture « ostéoporotique », peu de personnes sentent et savent donc qu'elles développent cette maladie. En effet, lorsque l'on perd de la masse osseuse, on ne ressent pas de douleur particulière. C'est donc lors des premières fractures que certaines personnes, notamment des femmes, vont découvrir qu'elles ont de l'ostéoporose.

Une fracture fréquente chez les femmes de cinquante à soixante-dix ans souffrant d'ostéoporose est la **fracture du poignet**. C'est le radius, os entre le coude et le poignet qui se brise. Il se répare grâce à une immobilisation (plâtre) d'environ un mois et demi. Cependant un tiers de ces femmes vont développer de l'algodystrophie qui engendre une forte sensibilité, des inflammations et douleurs à la main.

L'autre fracture rencontrée par les personnes souffrant d'ostéoporose est la **fracture de la hanche** qui génère souvent des douleurs. Vous devez certainement connaître dans votre entourage des personnes ayant subi une opération des hanches, soit après à une chute, soit après une consultation à la suite de douleurs récurrentes, où il a été détecté de l'ostéoporose à un stade très avancé. C'est la tête du fémur, os de la cuisse relié à l'os du bassin, qui se brise. Deux types d'opérations sont généralement envisagés. Soit on consolide le fémur et la tête du fémur à l'aide d'une plaque appliquée sur le fémur et d'un joint reliant la plaque à la tête du fémur, soit on remplace la tête de fémur par une prothèse c'est-à-dire par une tête de fémur artificielle, notamment lorsque les fragments de la fracture ne peuvent être réalignés. Je rappelle que bon nombre de personnes ayant eu une fracture de la hanche décèdent dans les six mois suivant l'accident et qu'un tiers deviennent dépendantes.

Un autre type de fracture touchant les personnes souffrant d'ostéoporose est la **fracture de la colonne vertébrale**. Ces fractures sont des affaissements des vertèbres et pas de réelles cassures de celles-ci. Les vertèbres se sont fragilisées et tassées par la perte osseuse. On dénombre essentiellement des fractures des dorsales et des lombaires. Elles arrivent en cas de chutes mais surtout lors de torsion, contorsion, simple quinte de toux ou même spontanément. Seul un tiers des patients ressent des douleurs à la suite de ces fractures. Certaines personnes verront leur taille diminuer du fait de l'ostéoporose qui aura provoqué un tassement des vertèbres. Cela pourra générer une déformation de la colonne qui s'arrondira jusqu'à former un dos plus ou moins bossu. D'autres conséquences peuvent alors apparaître comme la difficulté à tenir la tête droite, à rester longtemps debout ou assis, la taille s'élargit par l'abaissement de la poitrine, le moral n'est pas au beau fixe ; il n'est pas rare de rencontrer des cas de dépressions de personnes n'osant et n'ayant plus envie de sortir de chez elles. C'est le cas de certaines personnes âgées. Elles se replient, se recroquevillent sur elles-mêmes au sens propre et au sens figuré.

Imaginez la **fracture d'une vertèbre**, fracture fréquemment rencontrée aussi. L'os a souvent perdu de son élasticité depuis un moment et il n'amortit plus les chocs. De plus, c'est un os fin donc fragile. Vous êtes-vous cassé une vertèbre en tombant ? C'est très douloureux et handicapant quand il s'agit d'éternuer, tousser, aller à la selle si on est constipé, se retourner dans le lit. En cas de choc en présence d'ostéoporose, la vertèbre peut s'effondrer complètement. La douleur est intense. Cette cassure entraîne une forte déviation de la colonne vertébrale. La fonction pulmonaire est atteinte. La respiration devient délicate. C'est grave !

LES FACTEURS PROPICES À L'OSTÉOPOROSE

Quand on parle d'ostéoporose, cela signifie que l'os cortical et l'os spongieux s'amincissent, deviennent poreux et donc se fragilisent. Cela s'explique notamment par une activité déficitaire des ostéoblastes, ces petites cellules qui fabriquent l'os au profit des ostéoclastes, ces grosses cellules qui certes nettoient le vieux tissu osseux mais aussi le détruisent.

La perte de la masse osseuse peut être due à l'intervention et l'interaction de différents facteurs.

- Alimentaire
  - une alimentation non équilibrée, de mauvaise qualité
  - une carence en calcium et vitamine D
  - une alimentation carencée en légumes crus et fruits crus
  - une mauvaise alimentation dès l'enfance
  - une alimentation trop riche en protéines, notamment animales, entraîne de l'acidité générant une élimination du calcium dans les reins ; cependant il est bon que les personnes âgées continuent à se nourrir de protéines, voire végétales, sinon on pourrait observer un effet inverse

- Terrain
  - l'excès d'acidité qui engendre le non-métabolisme des minéraux et donc la fragilité osseuse
  - une forte toxémie
- Physique
  - la sédentarité, le manque d'exercice physique
  - la non-sollicitation physique des os, tendons, muscles. Quand les os sont sollicités par des efforts physiques, cela fait travailler les cellules ostéoblastes qui construisent les os
  - les suites d'une immobilisation physique longue où l'on peut perdre jusqu'à 10 % de la masse osseuse en un mois
  - la vie en apesanteur qui engendre chez un cosmonaute une perte osseuse pouvant aller jusqu'à 2 % par mois ; fort heureusement, cela est résorbé après quelques semaines de reprise d'une activité normale sur terre
  - l'excès de sport qui peut entraîner un arrêt des règles, donc une baisse de la production des œstrogènes
- Pathologies
  - les maladies hormonales comme l'hyperthyroïdie, l'hyperparathyroïdie, l'hypercorticisme maladie rare qui correspond à la fabrication excessive de cortisone par les surrénales, la cortisone favorisant l'activité des ostéoclastes, cellules qui détruisent le (vieux) tissu osseux
  - les maladies des reins, du foie ; l'inflammation des intestins ; les rhumatismes
  - un mauvais fonctionnement des intestins perturbant le passage des nutriments dans le sang
  - certains cancers comme le myélome, tumeur maligne de la moelle osseuse
  - les maladies touchant les os en général
  - les fractures mal réparées
  - un cas de précédent de fracture due à l'ostéoporose
  - l'anorexie mentale notamment à l'adolescence, entraînant une malnutrition et donc un pic osseux faible

  - l'aménorrhée ou l'absence de règles
  - une excessive minceur
- Traitements
  - des traitements médicaux à base de stéroïdes
  - certains médicaments seraient concernés dont l'héparine (anticoagulant), certains anticonvulsifs pour les épileptiques, l'inhibiteur de l'aromatase pour le cancer du sein
  - l'absorption de nombreux médicaments car ils sont acidifiants
  - la suite des traitements aux corticoïdes (cortisone) utilisés généralement sur des maladies inflammatoires comme les rhumatismes, la polyarthrite rhumatoïde, entraîne l'apparition de l'ostéoporose par des effets secondaires sévères : activité renforcée des ostéoclastes, inhibition des ostéoblastes, détérioration de la muqueuse intestinale qui n'absorbe plus correctement les sels minéraux comme le calcium. Ceci est observable sur des traitements aux corticoïdes d'une durée supérieure à six mois et pour une dose supérieure à 7,5 mg/jour.
- Facteurs irrémédiables
  - l'hérédité
  - les facteurs génétiques joueraient selon certains entre 40 % à 80 % sur la constitution du pic osseux (capital maximum osseux que l'on atteint vers vingt-cinq ans et qui conditionne la suite de l'évolution de la qualité osseuse durant toute notre vie)
  - la ménopause
  - la ménopause précoce
  - le vieillissement, car plus on vieillit, plus la matière osseuse réduit aussi bien l'os compact que le tissu spongieux ; l'os dans son entier devient donc plus vulnérable
  - être une femme
  - une femme française est trois à quatre fois plus exposée aux incidences de fracture du col du fémur qu'un homme
  - être de race blanche comparée aux races jaune et noire entraîne une vulnérabilité plus grande de fracture du col du fémur

- Localisation géographique
  - les Européens du nord habitant la Norvège, la Suède et le Danemark sont deux fois plus concernés par les risques de fracture du col du fémur que les autres Européens
  - les pays ou les régions où l'alimentation industrielle est privilégiée par rapport à l'alimentation traditionnelle voient leurs habitants plus touchés par l'ostéoporose et ses conséquences
  - habiter en ville entraîne un risque d'être concerné par l'ostéoporose plus grand qu'habiter à la campagne
- Abus
  - l'alcool est néfaste au-delà de deux verres de vin ou équivalent par jour pour les femmes et trois pour les hommes
  - l'alcoolisme à haute dose : l'alcool perturbe le métabolisme osseux, notamment en freinant l'activité des ostéoblastes, cellules qui fabriquent le tissu osseux
  - le tabac : les fumeuses sont ménopausées avant les non-fumeuses et ont un taux d'œstrogènes plus bas. Le tabac serait nocif pour la santé des cellules qui fabriquent les os, à savoir les ostéoblastes. Cependant le tabagisme entraînerait un phénomène contradictoire étonnant, à savoir que même si les fumeuses voient l'âge de la ménopause arriver plus tôt que leurs consœurs non fumeuses, un petit bémol subsiste en faveur de la cigarette, celle-ci accélérerait la production d'œstrogènes fabriqués par le foie (?)
  - trop de café (au-delà de trois tasses par jour ?)
- Éléments favorisant le risque de chute, de fracture chez les personnes âgées
  - une déficience visuelle
  - une déficience physique entraînant une difficulté de marche et/ou d'équilibre, comme l'arthrite
  - un AVC (accident vasculaire cérébral)
  - la démence
  - des muscles faibles
  - les sédatifs

- Psychologie
  - un manque d'attention et de considération pour son corps
  - le stress, voir la vie de manière stressante
  - ne plus avoir de projet de vie, d'objectif qui maintient et met en vie
  - ne plus se sentir utile

Flash spécial sur la ménopause

Elle est souvent décrite comme une période particulièrement synonyme de perte osseuse. Pourquoi ? On pense que cela provient d'une carence en œstrogènes. Aux alentours de la cinquantaine, les femmes commencent à être ménopausées, c'est-à-dire que les ovaires stoppent progressivement la fabrication d'œstrogènes et les règles s'arrêtent. Des troubles éventuels apparaissent et accompagnent la ménopause, tels que des bouffées de chaleur, un moral en dents de scie, une baisse de la libido, des problèmes de peau.

En plus des symptômes de la ménopause, le manque d'œstrogènes perturbe également le métabolisme des lipides et surtout laisse une place à la destruction osseuse car l'activité des ostéoclastes dépasse celle des ostéoblastes. En effet, le rôle des œstrogènes est de freiner l'activité des ostéoclastes, cellules destructrices du vieux tissu osseux et de favoriser l'activité des ostéoblastes, cellules qui fabriquent le tissu osseux en aidant à la synthèse des protéines et donc en apportant de la matière, sorte de ciment que vont utiliser les ostéoblastes pour construire le tissu osseux.

Flash spécial sur l'assimilation du calcium

La consommation trop importante de médicaments empêche l'assimilation du calcium. La mode est de donner du soufre et du fer sous forme de médicaments. Or l'assimilation du calcium risque d'être perturbée par le sulfate de fer qui peut en découler. Les médicaments acidifient et déminéralisent, tout en fatiguant le foie, sans compter les autres effets secondaires bien sûr.

L'équilibre calcium-phosphore est primordial. Notre société nous entraîne dans une surconsommation de phosphore, ce qui a pour conséquence la non-assimilation de calcium. La poudre d'os est un complément alimentaire utile à partir de quarante-cinq ans chez les femmes. La proportion de calcium et de phosphore est la même que dans les os humains. L'assimilation sous cette forme naturelle est donc automatique. La dolomite est une roche calcaire que nous pouvons également utiliser, car elle contient en plus beaucoup de magnésium et elle est composée de végétaux, d'algues et de petits crustacés.

Parfois, certaines eaux des villes comportent du chlore ou du fluor tout à fait contre-indiqués dans ce processus d'assimilation. Il arrive que certaines personnes ajoutent du bicarbonate de soude, ce qui empêche la bonne utilisation du calcium par l'organisme. Comme nous l'avons indiqué plus haut, le tabac et l'alcool nuisent très fortement à cette bonne assimilation. Par ailleurs, si nous souhaitons manger du pain, privilégions le pain au levain naturel pour faciliter la digestion de l'acide phytique du son.

L'absorption est meilleure si les besoins sont plus grands : promenade, danse et travail physique, grossesse, allaitement, exposition au soleil (de façon prudente).

LE STRESS N'EST PAS LE STRESS DONT ON PARLE

Le stress acidifie

Lorsqu'on évoque la notion de STRESS, tout un chacun évoque les nombreux stress auxquels il doit se confronter, comme autant d'imprévus difficiles. Il pense à sa malchance répétée de rencontrer beaucoup de stress.

Tout ce qui ne se passe pas de façon optimale est considéré comme stressant.

Il y associe facilement la FATIGUE qui est son lot quotidien, à cause de tant d'adversités.

Prendre l'autoroute :

« Je n'ai pas eu de chance, j'ai crevé sur l'autoroute ». C'est effectivement un événement qui ne se passe pas de façon parfaitement optimale. Mais, lorsqu'on prend l'autoroute, acte volontaire et responsable, on signe un « contrat non formel » selon lequel une crevaison peut arriver, un accident aussi. Avoir dix crevaisons dans l'année peut être qualifié de malchance mais une crevaison est un incident mineur qui ne peut être considéré comme un accroc illogique, stressant. Ce n'est pas inattendu ! Le stress est la façon dont on regarde les événements qui se présentent à nous... De nos jours, nos semblables déclenchent un stress géant, accompagné d'agressivité et de fatigue, pour tout incident non optimal. Et ainsi ils acidifient leur corps.

Jouer à la bourse :

Récemment, à la foire aux puces de Trimouille les trois canetons, je rencontre un ingénieur que j'avais embauché vingt années auparavant et que j'avais perdu de vue. Son visage était très marqué par le « stress phénoménal » qu'il était en train de vivre. Comme je lui demandais ce qui lui valait cette mine déconfite, il me lança, comme un défi capable de me consterner : « j'ai perdu cent briques à la bourse ». Je me souvenais alors du contexte de son embauche : il n'avait pas besoin de travailler car il avait gagné quatre cents briques à la bourse. Il travaillait pour le fun, comme on dit. Ceci le rendait très agréable et les relations de travail étaient plus « saines », il est vrai. Je lui fis alors remarquer qu'en mathématiques « paysannes », quatre cents moins cent fait trois cents et que trois cents briques de gagnées pour une opération, ce n'était pas si mal. En fait c'était tout sauf un stress, c'était même une bonne occasion d'arrêter de jouer à la bourse avec un bon bilan. Il me dit alors, un rien moqueur : « c'est ta façon de voir ». Je lui expliquais alors que c'était la seule imaginable... Je n'y parvins pas. Il a peut-être réfléchi depuis...

Rater le bac

L'année où je passais le bac, sûr de moi pour un résultat conquis d'avance, vu ma « supériorité absolue » en mathématiques dans ma classe appelée à l'époque « mathelem » (les mathématiques : cœfficient 13 sur 20), je le ratai sans bavure, pour une réponse fausse à la première question d'un long cortège... en mathématiques. J'avais pris une sévère leçon, car à l'épreuve, j'avais fini avant tout le monde et je regardais, de ma grande hauteur, la peine incompréhensible éprouvée par mes petits camarades, assez petits en effet... (eux qui ont eu leur bac). Mais je ne trouvais pas cela si catastrophique car j'avais de l'avance (en âge) et j'allais sans doute le passer à nouveau l'an suivant. C'était sans compter sur la diligence de ma mère qui organisa, à la maison, au collège, dans le village, le stress du siècle : « Avec tout ce qu'on fait pour toi », « l'an prochain tu seras au moins premier ». Je devais redoubler alors que j'étais déjà premier en mathématiques. Je me tus. C'était ce que j'avais de plus adapté à faire ! J'avais aussi raté cette année-là les concours d'entrée aux grandes écoles d'ingénieurs. On appelle cela chez nous : la totale !

Je repris mes études l'année suivante (les mêmes) et j'obtins donc le bac et le concours aux grandes écoles cette fois. J'avais de ce fait l'embarras du choix. Si j'avais eu le bac la première année, où me serais-je traîné ensuite ? C'était tout sauf un stress !

J'appelle cela un GALOP D'ESSAI

Les échecs sont des épisodes susceptibles de nous apporter une compréhension. Les regarder ainsi évite d'acidifier son organisme et celui des autres, pour rien !

Divorcer n'est pas un échec

« Je suis très mal, aidez-moi, je suis en plein divorce ! » Pourquoi ce climat fomenté à la haine ? Pourquoi en faire baver un maximum ? C'est justement le moment d'organiser l'inverse. Non pas pour laisser une bonne image mais parce que c'est ce que mérite un divorce, avec son lot de notions comprises et acquises pour une vie désormais plus en accord avec soi-même. Il n'y a pas de quoi acidifier l'autre, son propre corps et toutes les familles. Divorcer est la dernière étape d'un galop d'essai. Ce n'est pas un stress. À nous d'avoir l'intelligence de l'organiser ainsi.

Perdre son travail

« Avec tout ce que j'ai fait pour ma boîte, je me suis fait virer comme un malpropre à deux ans de la retraite. Vous rendez-vous compte ? » Oui je me rends bien compte que c'est souvent un cadeau du Ciel. Je connais beaucoup de gens qui sont donc partis ainsi, parce qu'ils n'avaient pas le courage de le faire eux-mêmes. Lorsque l'on travaille dix minutes pour un patron, on est rémunéré pour ces dix minutes et quand le temps a passé ainsi, on est « quittes ». Personne ne doit rien à personne. Tout ce qu'on a donné l'était par choix personnel et l'entreprise n'est absolument pas redevable, même si on a fait des efforts de disponibilité. La page est tournée. C'était un galop d'essai. Il n'y a pas de stress à organiser. Si l'on trouve cela « injuste », il nous reste à travailler sur soi, une bonne occasion d'avancer… sans acidifier.

Regardons ce que ce nouveau scénario nous apporte, nous rend comme liberté, libère en nous. À la première réflexion, la compréhension est assez acide et le sens réel se camoufle bien. Un bon thérapeute peut nous aider à tenir un miroir devant nos yeux hagards.

J'ai une maladie grave

Une vraie maladie grave apporte son répertoire de médicaments nombreux et vigoureux, qui acidifient notre corps. Les soucis engendrés vont compliquer le tableau d'acidification. C'est le moment idéal pour se tourner vers les soins naturels, les produits sains, les jeûnes et la désintoxication. Une grave maladie est un déménagement ! On s'y prépare. L'heure est venue d'épurer de toutes les pensées, schémas hirsutes et même faux amis. La maladie veut même nous dire quelque chose : le « mal a dit ». Posons-nous deux questions. La première : « Que m'apporte ma maladie ? » En général la réponse à cette première question ne vaut rien. Posons-nous alors la deuxième et prenons le temps de la réflexion : « Que m'apporte ma maladie ? » Nous découvrirons qu'elle a un rôle.

La maladie cessera quand la raison pour laquelle elle est venue n'aura plus lieu d'être.

Il nous restera alors l'excès d'acidité à épurer...

COMPORTEMENTS ET TRAITEMENTS DE L'OSTÉOPOROSE, LA DÉMINÉRALISATION, L'ACIDOSE

CHAPITRE 4

LA QUALITÉ DE LA NUTRITION

BIEN MANGER

« À tout seigneur, tout honneur » : la qualité de l'aliment est en tête. Hippocrate, père de la médecine, ne disait-il pas : « Que l'aliment soit ton unique médecin ».

Le régime alimentaire quotidien

Il a sa place pour éviter l'ostéoporose, reminéraliser ou éviter la déminéralisation, combattre l'acidose.

Revoir son alimentation habituelle

Voici un résumé simplifié et facile à retenir

- Favorables (les seuls à désacidifier) :
  - les légumes crus
  - les fruits crus pris loin des repas (sauf la tomate et l'orange)
- Défavorables :
  - tout le reste acidifie plus ou moins (même les légumes cuits)
  - les produits laitiers, le yaourt surtout
  - trop de viande
  - les sucres industriels
  - l'alcool
  - les repas du soir copieux

- Ce qui est excellent:
  - les graines germées
  - des repas de fruits crus uniquement
  - un jour de jeûne par semaine
  - sauter des repas du soir
  - les cures de fruits
  - un petit-déjeuner riche
  - boire chaud pendant les repas
  - éviter le pain
  - les huiles de première pression à froid aux oméga 3 et 9
  - carotte, citron, ail, oignon, persil, pomme, graines de courge
  - manger moins
  - mastiquer
  - les nutriments non traités
  - boire si on a soif
  - combler les carences par des compléments
  - faire une sieste
  - nettoyer périodiquement son organisme

Chez bon nombre de personnes venant me voir avec la description de leur bol alimentaire, tout, absolument tout, est dans le chapitre acidifiant.

Plus de détails

Si vous souhaitez plus de précisions sur les lois de la nutrition, nous vous invitons à lire nos livres à ce sujet:

Éditions Médicis:
La cure de raisin. Nettoyer son organisme
Les graines germées. Une mine d'immense vitalité
Les oméga 3 6 9. Vitalité du cerveau et du cœur
La nouvelle alimentation tome I. Réflexes de base
La nouvelle alimentation tome II. Son rôle pour éviter les maladies
Les huiles alimentaires. Choisir les meilleures
Les algues alimentaires. Riches légumes de la mer

Les fruits. Sources d'équilibre et gages de bonne santé
Le lait ami ou ennemi ? Un guide pour y voir plus clair
Éditions Dangles :
L'apprentissage de la nutrition au quotidien 265 assiettes sans fausse note
Les 8 cures de revitalisation pour désintoxiner le corps
Éditions Top'Vie chez l'auteur de cet ouvrage :
Vivre ou ne pas vivre. 350 pages de préceptes de vie saine

Les bonnes eaux à boire

Vous trouvez un chapitre détaillé sur ce thème dans mon livre *L'Excès d'acidité : Comment le pondérer ?*, aux éditions Médicis

Résumons-nous.

Nous conseillons une bonne eau de source ayant la résistivité ou « ro » (qui a rapport avec la quantité de sels minéraux dissous dans le milieu) maximale comme les eaux de :

- Mont Roucous (je n'y ai pas d'intérêt financier)
- Rosée de la Reine qui vient du même endroit
- Montcalm

Une eau de ville ou du robinet, passant dans une machine à purifier pour devenir alcalinisante, ionisée donc désoxydante, est la solution optimale. En fait, l'eau du robinet n'est pas moins bonne, car elle est moins polluée (voir mon livre *Intestins sereins*).

Une source infinie de minéraux, les graines germées

« Les graines germées contiennent des quantités énormes de nutriments utiles : vitamines (A, B, C), sels minéraux (calcium, magnésium), glucides, protides, lipides. Elles désacidifient le corps, donc créent les conditions du métabolisme du calcium[1]. »

---

1. Extrait de notre livre *Les Graines germées. Une mine immense de vitalité*, Éditions Médicis.

Un espoir formidable

Le Dr Tall Schaller écrit: «On sait qu'avec la quantité de céréales qu'il faut pour nourrir une personne à partir de la viande, on peut nourrir sept personnes avec des céréales cuites et vingt personnes à partir de graines germées.» Les graines germées sont un moyen simple et peu coûteux de se nourrir. Le problème de la dénutrition dans le monde pourrait être abordé de cette manière.

La malnutrition chronique touche 800 millions de personnes et 200 millions de jeunes enfants présentent les effets terribles de ce fléau; 13 millions meurent chaque année de maux directs où la malnutrition est impliquée. Dans le Pacifique, les deux tiers de la population sont sous-alimentés. En Inde, en Asie, en Chine, c'est le même tableau. En Afrique centrale, la situation est particulièrement grave avec 40 % de la population sous-alimentée. Chaque année, quelque 30 millions d'enfants naissent dans les pays en développement avec des troubles de croissance dus à des carences nutritionnelles en cours de grossesse.

Le journal du 8 septembre 2005 écrit: «Le 15e rapport mondial sur le développement humain, qui examine les progrès accomplis en vue de la réalisation des Objectifs du millénaire pour le développement - fixés en septembre 2000 par les dirigeants politiques du monde entier et concernant la lutte contre la pauvreté, la faim, la maladie et l'analphabétisme - met en évidence les coûts humains des promesses non tenues. Les barrières commerciales auxquelles sont confrontés les pays en développement exportant vers les pays riches sont, en moyenne, trois fois plus élevées que celles qui frappent les échanges entre pays riches, souligne l'agence onusienne. Cette taxation perverse et ces politiques commerciales inéquitables continuent d'empêcher des millions d'habitants dans les pays les plus pauvres du monde de sortir de la pauvreté, maintenant des inégalités obscènes, juge le rapport.»

Dans de nombreux autres pays, les problèmes de santé liés aux excès alimentaires sont une menace sans cesse grandissante. L'obésité chez les enfants et les adolescents provoque différents problèmes de santé, et sa persistance à l'âge adulte influe sur l'état de santé général.

C'est un paradoxe insoutenable ! Quand on sait bombarder Bagdad de nuit avec une précision diabolique, on sait organiser la juste répartition. Si on ne le veut pas, cela s'appelle un massacre. Il est maintenant nécessaire que chacun d'entre nous apporte sa contribution, se mobilise et participe à des activités dans ce domaine.

Je me demande ce que je fais là, à écrire. Il serait mieux que j'aille apprendre à ces gens mal nourris à préparer des graines germées, surtout pour les enfants. Cela est facile à mettre en œuvre et tellement fort : c'est en matière de richesse nutritionnelle, la « multiplication des pains » de l'Evangile des chrétiens. Un exemple ? La Chine, pays soumis à la malnutrition, a produit un excédent de 90 000 tonnes de blé. Voilà une révolution nutritive à initier là-bas : consommer des germes de blé. Il n'en faut qu'une petite poignée chaque jour pour redonner vie à un enfant !

Les récentes études médicales prouvent le rôle du lait animal

Un phénomène intriguant

« Les palourdes ne boivent pas de lait, ne mangent pas de fromage. Pourtant elles ont une coquille de calcium extrêmement solide. Les singes hurleurs de Panama se nourrissent de 600 grammes de fruits et de 400 grammes de végétaux, ce qui leur apporte 4 600 milligrammes de calcium par jour. Les poules ne prennent pas le biberon mais fabriquent une belle coquille de calcium, chaque jour que Dieu fait. L'*American Journal of Clinical Nutrition* d'octobre 1977 écrit que le lait apporte certes du calcium, mais que celui-ci est mal assimilé par notre organisme. Les hommes primitifs avaient une charpente plus robuste que la nôtre. Pourtant, ils n'avaient ni lait, ni réfrigérateur ! Ils mangeaient des racines, des pommes de terre, des carottes, des navets, du persil. Cette nutrition donne des doses journalières de calcium supérieures à nos besoins[1]. »

---

1. Extrait de notre livre *Le Lait, ami ou ennemi ? Comment y voir plus clair*, aux éditions Médicis

Les études sont innombrables depuis 1990.

Ces scientifiques éminents, docteurs, professeurs de médecine, auteurs, considèrent le lait de vache comme un aliment qui pourrait être nocif pour l'être humain : selon eux, ses protéines et son calcium seraient difficilement assimilés par l'espèce humaine, car ils sont seulement adaptés au petit veau. De nombreux chercheurs américains affirment que les laitages ne protègent pas de l'ostéoporose.

Au milieu de ce tumulte, laissons un peu la parole à Hippocrate, père de la médecine. Il préconisait déjà l'exclusion des produits laitiers des régimes alimentaires afin de prévenir toutes sortes de maladies : bébés affaiblis, diarrhée, eczéma, asthme, articulations douloureuses. Pour lui, le lait est la cause la plus commune des allergies infantiles.

L'Organisation mondiale de la santé déclare que les pays qui consomment le plus de produits laitiers sont en même temps les pays où il y a le plus de fractures du col du fémur. Les Japonais ont peu de problèmes osseux alors qu'ils consomment peu de produits laitiers. C'est facile pour eux car, en majorité, ils ne les digèrent pas.

Le Dr Jean Seignalet, cautionné par le Pr Henri Joyeux, a passé toutes les dernières années de sa vie à expliquer la relation entre l'alimentation et les maladies. Il part d'une réalité : l'organisme humain ne possède pas les enzymes nécessaires pour dégrader et digérer les protéines des laits animaux. Les résidus de protéines mal digérées transformeraient les muqueuses intestinales qui laissent alors le passage à toutes sortes de bactéries et déchets, lesquels envahissent alors l'organisme. Il attribue à ce phénomène la responsabilité de nombreuses maladies auto-immunes comme les polyarthrites rhumatoïdes, spondylarthrites ankylosantes, scléroses en plaques, fibromyalgies, et autres...

Selon le Pr Menetton, de l'INSERM, le calcium des produits laitiers animaux ne se fixerait pas.

Le Pr Willet, de Harward déclare que les gros consommateurs de laitages, ont un risque plus important de cancer de la prostate chez l'homme, des ovaires chez la femme. En mars 2006, une étude française réaffirme ce risque. Le yaourt est particulièrement pointé du doigt.

Le Dr Darlington a montré en 1992 que l'arrêt des produits laitiers provoque une rémission des polyarthrites, la reprise provoque une nouvelle dégradation.

Le lait de vache peut être mis en cause dans différents cas d'intolérances (par exemple l'intolérance aux protéines du lait de vache). Le Dr Gaucin a mis en évidence les problèmes O.R.L. chez l'enfant, résultant de la digestion difficile de ce lait de vache. Il exhorte à prendre du lait de chèvre. Certains enfants altérés par le lait de vache se développent bien grâce aux laits de riz ou d'amande (très nombreux cas vécus).

Les docteurs Chen Jushi, Campbell, Petot ont mis en évidence la corrélation entre les principaux cancers du côlon, pancréas, sein, prostate, utérus et la consommation de graisses saturées qui sont légion dans les produits laitiers, mauvaises huiles de table, etc.

La célèbre doctoresse Kousmine et d'autres, dont votre humble serviteur, ont constaté l'évolution vers la guérison ou l'arrêt de l'évolution de la maladie des scléroses en plaques en stoppant tous les produits laitiers et en les remplaçant par les célèbres vitamines F, acides gras insaturés trouvés dans des végétaux.

Il en est de même des migraines, maladies de Crohn, infections, maladies cardio-vasculaires et autres problèmes.

Les chercheurs ont analysé pendant treize ans la vie médicale et les habitudes alimentaires de 61 000 Suédoises, grandes consommatrices de lait et vivant dans un pays en tête d'affiche pour l'ostéoporose, comme nous l'avons vu. Ils ont démontré (la méthode et l'échantillonnage sont sans appel) qu'une consommation de quatre produits laitiers par jour, par rapport à deux, double le risque du cancer de l'ovaire. Les femmes qui boivent plus d'un verre de lait par jour doublent le risque d'avoir ce cancer. C'est presque sans appel !

En 1997 paraissait en Grande-Bretagne une étude, *L'Étude de santé des infirmières d'Harvard*, citée dans l'article de Peter Martin intitulé (selon la traduction) : « Y a-t-il une bombe à retardement dans votre régime ? Désamorcer le mythe du lait : nectar ou poison ? », dans le *Sunday Times*

Magazine du 21 juillet 2002. Cette étude annonce que les femmes qui boivent du lait ont deux fois plus de problèmes de hanche à remplacer par une prothèse que les autres.

Le Pr Mark Hegsted est le plus grand spécialiste mondial du calcium, auquel il a voué toute sa vie. Il prétend que nous consommons trop de calcium selon les recommandations officielles. Selon lui, le corps perd de sa vitalité ainsi. Nous sommes forcés de constater comme lui que l'organisme en rejette énormément s'il y en a trop et développe des problèmes osseux. À la lecture de mon livre *Vivre ou ne pas vivre*, un brillant médecin généraliste a avoué avoir donné du calcium à ses patientes toute sa vie durant, et que « ceci n'avait jamais marché ».

Mais certaines études alarmistes nous trompent aussi.

Celles qui ont comparé des populations et leurs maladies cardio-vasculaires, associées à la prise de lait animal, manquent de sérieux. En effet, bon nombre de peuples cités comme gros consommateurs de lait et de cercueils prématurés ont aussi d'autres facteurs aggravants significatifs non mentionnés, comme : autres carences ; prédisposition génétique ; faible consommation de légumes ; méconnaissance des oméga 3 et 9 ; usage fort de thé ou café, tabac, viandes ; hypertension courante, etc. Il n'en reste pas moins vrai que consommer trop de graisses saturées (comme dans le lait animal) est un facteur de risque certain.

Quand on recherche si un paramètre augmente en fonction de l'augmentation d'un autre, et qu'on veut en déduire une loi, il faut veiller à ce que les conditions (les variables en mathématiques statistiques) soient les mêmes sinon « c'est de la triche ». C'est la loi inexorable de la récurrence en statistiques. Bon nombre de conclusions d'études pêchent en ce domaine.

Cependant, ces études tendancieuses ne doivent pas faire oublier le nombre croissant d'études sérieuses faites par des chercheurs reconnus, sans aliénation commerciale, et qui aboutissent toutes aux mêmes conclusions : **il y a danger réel à consommer autant de produits laitiers animaux.**

Raisonnablement, pour limiter l'évolution de ces maladies (et d'autres), je ne saurais invoquer seulement la réduction de la consommation des produits laitiers, j'y ajouterais aussi, pour en avoir vu l'efficacité, la recommandation de base de désacidifier son organisme et de le désoxyder, y introduire des oméga 3 et 9, bouger et amenuiser le stress...

Sauf... le formidable lait de maman

Le calcium de maman

Il y a calcium et calcium ! Le lait maternel en contient. On sait que le calcium des laits animaux ne nous convient pas (Pr Menetton de l'INSERM) : on en a parlé. Mais le calcium du lait de maman est parfaitement adapté et se métabolise efficacement. Les protéines du lait animal auraient pour fonction d'élaborer l'osséine. Cette protéine entre dans la composition de la matrice de l'os. Elle est sécrétée par les cellules osseuses sur lesquelles les éléments minéraux se déposent pour durcir la trame ainsi constituée. Cette protéine animale n'est pas acceptée par l'enfant. Elle entraîne une déminéralisation progressive.

Le Dr Seignalet écrit : « Malgré des doses relativement faibles de minéraux et oligo-éléments dans le lait maternel, le bébé ne souffre d'aucune carence, car il y a absorption optimale. Le lait de vache contient beaucoup de fer et de calcium, mais ceux-ci sont mal absorbés par la muqueuse intestinale de l'enfant, si bien que ce dernier peut souffrir de carence en fer ou en calcium, a priori paradoxale[1]. »

---

1. Extrait de la préface de *Lait de vache : Blancheur trompeuse*, de Anne Laroche-Walter et jean Seignalet, éditions Jouvence, 1998.

L'eau alcalinisante ionisée pour désacidifier et désoxyder le corps

Le Physioalcali[1] est un appareil qui s'adapte sur l'arrivée d'eau du robinet pour la rendre alcalinisante. N'hésitez pas à m'appeler sur ce sujet car j'ai installé cet appareil chez moi.

Boire une eau de grande qualité est essentiel pour conserver sa santé. Au Japon, les politiques de santé préconisent l'eau alcalinisante depuis plus de vingt ans.

Le Physioalcali est un ioniseur d'eau, qui restaure l'équilibre acido-basique du corps et permet de lutter contre les radicaux libres. Il réduit ainsi l'oxydation prématurée des cellules. Par son système de filtration particulièrement efficace au charbon actif, fibres et PP coton, il élimine chlore, hydrocarbures, herbicides, pesticides, germes... Ensuite, un système d'électrodes ionise et alcalinise l'eau.

C'est une installation essentielle pour assurer la vitalité de toute la famille !

Actions :

- Permet une meilleure hydratation
- Lutte contre l'acidose tissulaire
- Réduit les radicaux libres
- Ionise les minéraux

Bienfaits :

- Diminue les douleurs articulaires
- Évite l'ostéoporose
- Diminue l'acidité
- Réduit les courbatures
- Améliore le transit intestinal
- Diminue les ballonnements
- Améliore la beauté de la peau
- Favorise l'amincissement

1. Pour plus de détails, voyez le site : http ://www.lesclesdelasource.com/appareil_physioalcali_eau_alcaline. html.

Une utilisation journalière pourrait sans doute réduire nos actions de désacidification assez laborieuses, il faut bien le dire. C'est évident. Des confirmations vont se faire au fur et à mesure que les gens utilisent cet appareil.

ASSAINISSEMENT DU FOIE ET DE LA VÉSICULE BILIAIRE

S'assurer du très bon fonctionnement de la vésicule biliaire et du foie

Ces organes jouent un rôle primordial quant à l'objet de notre ouvrage. Certes les bons apports de minéraux sont importants, mais leur bonne assimilation est capitale. Et leur bonne assimilation passe par l'état de notre terrain cellulaire, sans excès d'acidité ni d'oxydation.[1] On se répète !

Le rôle primordial du foie et la vésicule biliaire

Le foie est avant toute chose un filtre qui nettoie le sang de ses saletés, impuretés et toxines. Lorsque l'organisme est intoxiqué, le sang ramasse et draine toutes ces saletés. Le foie et la vésicule biliaire travaillent intensément pour le nettoyer. Ceci arrive d'autant plus couramment quand un organe d'élimination comme les reins fonctionne au ralenti, par insuffisance propre (sale en l'occurrence) ou surcharge. On arrive à l'encrassement du foie et de la vésicule biliaire. Ceci peut être passager si une bonne cure de

1. Voir mes deux livres : *L'excès d'acidité. Comment le pondérer* et *Désoxydez votre corps. Prévenir les maladies et retarder le vieillissement*, aux éditions Médicis.

désintoxication ou un jeûne vient à leur secours. Mais on ne sait plus jeûner, ni se détoxiner. « C'est trop dur ! se plaint-on souvent, l'hôpital et les médicaments vont me réparer tout ça, c'est remboursé ! »

Le foie produit la bile, et la vésicule biliaire est un dépôt de bile. Si le sang est trop pollué, la bile est sale et contient des substances qui vont former des cailloux se déposant dans la vésicule. Ces cailloux ou calculs grossissent et finissent par bloquer le canal d'évacuation de la bile, causant ce qu'on appelle une crise de foie. Il n'y a pas toujours crise mais souvent engourdissement par obstruction.

Par ailleurs, le foie lui-même devient de moins en moins agissant et on le dit paresseux. Il se forme des centaines de petites pierres obstruant les pores de ce filtre. Celles-ci sont très difficiles à déloger et seule une purgation peut y arriver.

Le nettoyage du foie et de la vésicule biliaire peut se faire par des moyens naturels. Nous sommes là pour vous y aider.

Si vous n'avez plus de vésicule biliaire, les douleurs d'inflammation ont disparu, les calculs aussi,… ses fonctions aussi. Il faudra que vous fassiez son énorme travail de nettoyage à sa place, puisqu'elle vous manque.

Comment savoir si tout ce système fonctionne bien ?

Si ma vésicule est en forme, je n'ai pas ces symptômes :

- teint jaunâtre
- troubles de digestion divers
- migraines (dites ophtalmiques) au-dessus des yeux, après les repas
- nausées
- difficulté à digérer les graisses, les sauces
- ventre gonflé, gaz surtout après les repas
- douleurs du côté du foie
- bouche pâteuse, langue avec fort enduit blanc

Nettoyer l'ensemble après l'hiver est primordial

D'abord, nous sommes moins sortis et tout s'est encrassé. Notre nourriture fut plus en sauce. Notre système immunitaire fut bien souvent sollicité. Nous sommes fatigués. Nous allons entreprendre le grand nettoyage de printemps.

Des plantes cholérétiques nettoieront le foie; «cholérétique» veut dire: facilitant la sécrétion de la bile, comme l'artichaut.

Des plantes cholagogues nettoieront la vésicule biliaire; «cholagogue» veut dire: facilitant l'évacuation de la bile vers les intestins, comme l'olive.

Comme toutes ces toxines, résidus de nettoyage, iront dans le sang, nous utiliserons des plantes dépuratives du sang, comme l'ortie.

L'insuffisance hépatique

Des tests d'analyse de sang peuvent la mettre en lumière.

Petit scoop ! Tous les porteurs de lunettes sont des insuffisants hépatiques, à des degrés divers. Bien souvent, on trouve cette insuffisance à la naissance. On peut alors essayer la solution du regretté Coluche, à savoir porter plainte contre sa mère, mais ce n'est pas très élégant de la part d'un bon fils, d'autant plus que cette déficience peut se réparer. Tout un chacun pense que les caractères d'insuffisance dits de l'hérédité sont irrémédiables. Ceci est inexact. Si c'était le cas, «la race se détériorerait au fil des apports successifs». C'est plutôt l'inverse me semble-t-il. Voyez l'espérance de vie qui augmente... grâce aux progrès de la médecine et aussi à l'amélioration de la race.

Cette insuffisance peut provenir d'une hépatite; il se peut que celle-ci demeure. Un excès d'alcool ou de médicaments peut provoquer une cirrhose du foie. Les plantes artichaut et *desmodium* régénèrent les cellules du foie, en un travail de longue haleine.

Un bon travail répétitif et patient d'acupuncture peut aussi remettre ces organes d'aplomb.

Réinformer énergétiquement le cortex, le tronc commun cérébral, le système endocrinien, etc., à l'aide du physioscan[1] est une piste importante.

Les huiles essentielles feront pour vous une réadaptation enthousiasmante. Retenez que l'huile essentielle de romarin est l'amie du foie, celle de citron de la vésicule biliaire, etc.

La doctoresse Hulda Clark

Cet ouvrage est l'occasion de rendre un petit hommage à la doctoresse Clark car son œuvre est remarquable.

Elle est née en 1928 au Canada. Diplômée de physiologie à l'université du Minnesota en 1958, elle ouvre un studio de consultation nutritionnelle. Elle s'est consacrée à la consultation en privé ainsi qu'à la recherche indépendante concernant tous les aspects des maladies de l'être humain. Cette recherche l'a amenée à de nombreuses voies, en commençant par l'étude des parasites, en passant par les bactéries, par les virus et les champignons, jusqu'à arriver à l'étude des métaux lourds, des solvants et en dernier à la radioactivité. Elle a trouvé bien des solutions pour débarrasser notre corps d'hôtes indésirables afin que nos organes fonctionnent mieux[2].

Avec son approche basée sur le principe « fais toi-même » la doctoresse Clark a atteint d'innombrables personnes dans le monde entier : avec les informations et connaissances (fournies par elle), ces personnes ont été en mesure de s'aider elles-mêmes contre la maladie. Elle a subi de graves attaques de la part de professionnels de la santé et de fonctionnaires du

1. Le physioscan est un appareil de biomédecine quantique qui évalue le niveau énergétique de chaque organe et peut le réinformer en cas de dérèglement. Vous pouvez vous renseigner auprès de l'auteur, ou vous rendre sur le site : http ://www.lesclesdelasource.com/appareil_physioscan_energie_bilan_sante. html

2. D'après le site : http ://www.drclark.net/fra/hulda_clark

gouvernement, comme ceci a lieu à chaque fois que quelqu'un de bien essaie d'aider les autres en sortant des sentiers battus impuissants. Malgré cela, elle a continué à partager ses découvertes et connaissances avec le monde entier au bénéfice de l'humanité et de la santé.

Nous sommes reconnaissants à la doctoresse Clark pour l'aide durable qu'elle a donnée à la science et pour le bien de tous.

Elle nous a quittés le 3 septembre 2009, à Chula Vista, en Californie.

La Doctoresse Hulda Clark n'a pas elle-même inventé cette cure du foie et de la vésicule biliaire, déjà connue chez les anciens Égyptiens, mais son grand mérite est de l'avoir remise à l'honneur et d'en avoir modernisé la formule et le protocole.

Pourquoi faire cette cure ?

Si depuis quelques mois, vous sentez une douleur, comme une pointe qui s'aggrave quand vous vous courbez, sur le côté droit sous les côtes, à l'endroit du foie, il est fortement probable que des calculs se soient accumulés dans le foie et la vésicule biliaire. Il est probable qu'il en soit de même, si vous ne sentez pas de douleur mais que vous avez toute raison de croire que tout cela ne fonctionne pas parfaitement.

Quand les calculs se font trop nombreux ou trop envahissants, la vésicule biliaire s'enflamme et les douleurs sont trop fortes. On nous conseille l'opération, l'ablation même de cet organe précieux. Heureusement, de nos jours, certains chirurgiens avisés ouvrent la vésicule biliaire trop encombrée, la débarrasse des calculs, puis la referment, l'appelant ainsi à de nouvelles fonctions ultérieures efficaces (bravo !), en conseillant une hygiène de vie différente pour éviter que les mêmes causes produisent les mêmes effets.

La cure de foie

Ce nettoyage va vous redonner beaucoup d'énergie.

Vous verrez, c'est une cure naturelle, simple, que l'on peut diriger soi-même, dont on sent et voit les effets : gros ou petits calculs durs ou plus mous, verts ou marrons. C'est très spectaculaire !

Ingrédients à préparer :

- 4 cuillerées à soupe (30 g) de sel d'epsom ou de sulfate de magnésium (cela se trouve en pharmacie)
- 1/2 tasse (10 cl) d'huile d'olive
- 2/3 tasse (15 cl) ou plus de jus de pamplemousse rose (il en faut 1 ou 2 environ, suivant s'ils sont gros ou petits)
- 30 gouttes de teinture mère de noix (*juglans regia*)
- Bocal de verre qui se ferme hermétiquement qui servira de shaker.
- Bocal de verre ou de plastique qui se ferme pour mettre la solution de sel d'epsom ou de sulfate de magnésium au réfrigérateur

Déroulement de la « cérémonie » :

- Convoquez la presse (seulement si vous vous appelez Angelina Jolie).
- Faites votre testament (seulement si vous avez des richesses).
- **14 h 00** : Ne pas manger ni boire après 14 h 00. Si vous le faites, vous pourriez vous sentir très mal plus tard. Prenez le sel d'epsom ou le sulfate de magnésium et mélangez-le à 3 tasses d'eau (env. 3/4 de litre) dans un bocal de verre. Fermez et secouez. Mettez au réfrigérateur (quand elle est froide, cette solution passe mieux).
- **18 h 00** : Buvez un quart de la solution de sel d'epsom ou de sulfate de magnésium. Buvez une petite gorgée d'eau après pour enlever le mauvais goût amer. Sortez les pamplemousses du frigo s'ils y sont, pour les laisser se réchauffer.
- **20 h 00** : Buvez un autre quart de la solution de sel d'epsom ou de sulfate de magnésium. Même si vous n'avez pas mangé depuis 14 h 00, vous n'aurez pas faim. Il est possible que vous commenciez à vous vider les intestins.

- **21 h 45** : Préparez-vous pour aller au lit (brossage de dents, miction, etc.). Ce soir privation de télévision, choisissez un jour où il n'y a pas Jean-Pierre Foucault. Vous devriez déjà être allé à la selle - ou pas - une ou plusieurs fois (besoin pressant !). Je viens d'écrire « ou pas » pour éviter que vous m'appeliez pour me dire « je n'ai pas été à la selle ». Diantre ! Vous pouvez tarder un peu, mais pas plus de 15 mn, pour aller vous coucher (22 h 00). Vous passeriez moins de calculs. Vous ne devez rien avoir à faire une fois que vous aurez bu le mélange d'huile d'olive et de pamplemousse. Mettez l'huile d'olive dans le bocal. Pressez le (ou les) pamplemousse(s) à la main. Enlevez la pulpe et ajoutez le jus de pamplemousse à l'huile d'olive, ainsi que 30 gouttes de teinture-mère de noix. Fermez bien le bocal.
- **22 h 00** : Allez vous asseoir au bord du lit. Remuez fortement (comme un shaker) le mélange huile d'olive-pamplemousse jusqu'à ce qu'il soit aqueux (cela se produit seulement avec des pamplemousses frais). Buvez le mélange huile d'olive-pamplemousse d'un trait ou presque (maximum 5 mn et 15 mn pour les personnes faibles et âgées). Il faut le boire DEBOUT. Vous pouvez prendre un produit qui détend et permet de dormir (valériane ou passiflore) pour être assuré de dormir, si cela vous préoccupe.
- Allongez-vous immédiatement après avoir bu ce mélange. Si vous ne le faites pas, il se peut que vous ne passiez pas de calculs. Plus vous vous allongez rapidement après avoir bu, plus nombreux seront les calculs que vous passerez. Vous devez vous allonger à plat dos sur votre lit, la tête étant posée sur un oreiller. Essayez de sentir ce qui se passe dans votre foie. Restez immobile pendant au moins 20 mn. Vous sentirez peut-être une enfilade de calculs passer le long du canal cholédoque, un peu comme s'il s'agissait de billes, comme un petit tremblement. Vous ne ressentirez aucune douleur du fait que ce canal est ouvert (merci au sel d'epsom ou sulfate de magnésium !). Assurez-vous de dormir. Si vous ne dormez pas, vous pourriez passer moins ou pas de calculs.
- **Lendemain matin** : En vous réveillant, prenez le troisième quart de solution de sel d'epsom ou de sulfate de magnésium. Si vous avez la

nausée ou un sentiment d'indigestion, attendez que cela passe pour boire. Vous pouvez continuez à dormir si vous le désirez. Ne prenez pas cette solution avant 6 h 00.

- **2 h plus tard** : Buvez le dernier quart de la solution de sel d'epsom ou de sulfate de magnésium. Vous pouvez encore retourner vous coucher si vous le désirez.
- **2 h plus tard encore** : Vous pouvez vous alimenter. Commencez avec un jus de fruit. Puis, une heure plus tard, mangez un fruit. Encore une heure plus tard, vous pouvez manger normalement mais léger. Le soir, vous devriez vous sentir être revenu à la normale.

Attendez-vous à de la diarrhée le matin. Servez-vous d'une lampe de poche (ou d'une bougie) pour voir les calculs qui sont tombés dans la cuvette quand vous vous êtes soulagé. Cherchez surtout des boules verdâtres car elles sont la preuve qu'il s'agit de véritables calculs, pas de résidus alimentaires. Il n'y a que la bile pour être verte. Les calculs flottent du fait qu'ils contiennent du cholestérol. Vous pouvez les compter à peu près. Vous aurez besoin de passer un maximum (plusieurs centaines ou milliers) de calculs avant d'être assuré que votre foie sera bien nettoyé, que vos allergies, et vos maux de tête et de dos disparaissent.

Le premier nettoyage vous débarrassera des calculs de première ligne, pour ainsi dire. Ce faisant, les calculs se trouvant plus loin dans le foie descendront vers la vésicule biliaire. Les symptômes réapparaîtront. Il vous faudra répéter le nettoyage deux semaines plus tard. Ne faites jamais ce nettoyage quand vous êtes très malade.

Parfois, le canal cholédoque est plein de cristaux de cholestérol qui ne se sont pas agglomérés pour former des calculs. Ils flottent à la surface de l'eau et ont une apparence de fibres (son). De couleur fauve, ils peuvent se compter par milliers. Il est aussi important de se débarrasser de ces fibres de cholestérol que des calculs verts.

Ce nettoyage est très sécuritaire, mais il peut par contre beaucoup vous affaiblir pendant un ou deux jours. Prenez à ce moment-là une dose d'arnica 15 CH pour « annuler » le léger choc produit. Et vous vous sentirez plein d'énergie après.

Vous n'en croirez pas vos yeux, car ces calculs peuvent être très gros. Vous aurez cette prouesse à raconter à l'heure du thé. Ces calculs proviennent du foie, pas de la vésicule biliaire. Quand ils sont calcifiés (durcis), ils restent coincés dans la vésicule et font très mal. D'où l'intérêt de faire ce nettoyage afin de s'éviter l'ablation de la vésicule biliaire.

Vous voilà tout neuf et l'avenir de l'ostéoporose chez vous est bien compromis ! Félicitations !

CHAPITRE 5

L'ACIDOSE

L'ACIDOSE, QU'EST-CE QUE L'ACIDOSE ?

L'acidose est l'excès d'acidité.

« Nos cellules barbotent dans l'acide », tel est le titre que j'avais envisagé pour mon livre sur ce sujet chez ce même éditeur. Mon éditeur bien aimé ne s'est pas précipité sur ce titre et nous nous sommes entendus sur : *L'Excès d'acidité. Comment le pondérer*[1]. C'est vrai que cela fait plus littéraire... et moins imagé à la fois. Il a bien négocié car c'est actuellement un des livres les plus vendus. Les Français s'intéressent à ce fléau. La réalité est là : le trop d'acidité est partout.

On peut lire comme définition officielle que « l'acidose métabolique est un trouble de l'équilibre acido-basique défini par une baisse du pH dans le secteur extracellulaire plasmatique ». Je dirais mieux que le pH inférieur à 7,38 mesure l'effet, le trop d'acidité. Les poumons et les reins essaient d'éliminer le trop plein d'acidité jusqu'à un certain point.

Il y a accumulation d'acide partout

Comme cela n'affole pas les gens, je leur pose maintenant cette question sournoise : « Je vous propose cette nuit d'imbiber votre œil (parfois je choisis un autre organe) par une compresse d'acide, le ferez-vous ? » La réponse claque : « C'est insensé ! » Et je réplique : « C'est déjà votre cas, votre

1. *L'Excès d'acidité. Comment le pondérer*, éditions Médicis, coll. « Les clés du bien-être », 2006.

organisme regorge d'acidité, tout baigne dans l'acide.» Voilà qui cause assez bien.

Alors que j'étais invité sur un plateau de télévision de la chaîne Direct 8 de la TNT pour parler de l'excès d'acidité ambiant, l'animatrice me posa cette question: «À votre avis, combien de gens sont concernés [ce qui voulait dire atteints] par ce problème?» Daniel Kieffer, excellent naturopathe français, qui avait aussi été invité pour que nous échangions sur ce thème, surveillait ma réponse. Je m'inquiétais un peu, me méfiant de mon tempérament un peu provocateur. Je répondis «100 %» et il confirma. C'est terrible!

C'est terrible parce que c'est le «lit» de toutes les maladies, surtout des plus graves.

Et c'est le «lit» de la déminéralisation, donc de l'ostéoporose. Je vous rappelle l'introduction de ce livre l'énonçant: «L'ostéoporose, donc la déminéralisation et la décalcification, sont dues à la perte en sels minéraux». Cette perte est due au fait que le corps puise dans les os, les tendons, les muscles, la peau, etc. pour tamponner (en minimiser l'effet) les différents acides qui sont dus à d'innombrables déchets résiduels qui encombrent nos cellules. Ces innombrables déchets résultent du mauvais fonctionnement des systèmes émonctoires (nettoyage), des agressions de stress, de la surmédicamentation, d'une façon de vivre de plus en plus acide.

LE TERRAIN EST TOUT

«Béchamp avait raison, le microbe n'est rien, le terrain est tout», aurait dit Pasteur durant les derniers jours de sa vie, à son ami le docteur Renon. Il aurait même ajouté: «C'est Claude qui a raison», en parlant de Claude Bernard. Voilà comment un grand savant parle du terrain. http://www.retrouversonnord.be/Terrain.htm - Repris

Louis-Claude Vincent définit ce terrain, par sa bio-électronique bien connue maintenant, selon trois critères mesurables :

- le pH qui mesure l'acidité
- le rH2 ou potentiel d'oxydo-réduction
- la résistivité ou « ro » qui a rapport avec la quantité de sels minéraux dissous dans le milieu.

Les micro-organismes se développent plus ou moins bien selon leur nature :

- les champignons en milieu acide et oxydé
- les virus en milieu alcalin et oxydé
- les microbes en milieu alcalin et réducteur.

On mesure le terrain acide par le pH

Le pH est un chiffre entre 0 et 14.

Un acide a un pH inférieur à 7. Le chiffre 7 est la neutralité. Le contraire d'un acide est basique, alcalin (ces deux mots sont synonymes) : le pH est alors supérieur à 7. Une solution de pH 6 est dix fois plus acide qu'en pH 7.

Des bandelettes existent en magasin diététique et en pharmacie pour mesurer le pH de votre urine par exemple.

Le pH est acide ou basique selon les organes, enzymes et fonctions à remplir.

Les systèmes tampons

Ce sont des systèmes que notre corps possède pour contrecarrer un excès dans un sens ou dans l'autre : les tampons se comportent comme une base en milieu acide et comme un acide en milieu basique. Ils amortissent les augmentations ou diminutions de pH. Les acides aminés sont utiles à cela, les protéines, les phosphates, l'hémoglobine et la respiration (poumons) aussi.

L'équilibre acido-basique

Les déséquilibres du pH dans le corps humain.

Tout le monde a déjà entendu parler de cela et chacun le décline ardemment, professant - magazines en tous genres y contribuant : « On doit manger selon l'équilibre acido-basique. » Ceci est inexact. C'est un peu comme faire donner des cours particuliers à un élève très fort en mathématiques. Il faut manger en déséquilibre car nos corps, tous nos corps, sont trop acidifiés.

Le nouveau cri de guerre est donc :
Il faut manger déséquilibré :
trop alcalin

Le déséquilibre acido-basique constaté crée des dysfonctionnements par des surcharges de toxines et déchets où prolifèrent microbes, micro-organismes néfastes, parasites. Dans cet état, les oxygénations et la circulation se font mal. Les tissus s'abîment et commence alors la dégénérescence comme l'arthrose, les ulcères, le cancer, les rhumatismes, le diabète, l'obésité, les migraines chroniques, les maladies de peau, les troubles nerveux, les fermentations intestinales, les sinusites chroniques, le mauvais cholestérol et l'ostéoporose... tout ce que nous n'avons pas en venant au monde.

Les possesseurs de piscine et d'aquarium surveillent bien le pH pour éviter les catastrophes. Les possesseurs de corps humain ne surveillent rien et n'évitent pas les catastrophes !

Le pH trop alcalin favorise la prolifération microbienne. Le pH trop acide rend les toxines non solubles. La soude caustique alcaline, qui est dans toutes les lessives, rend le contenu du bac de lavage alcalin et ainsi les saletés se dissolvent et quittent le linge.

Avoir un bon pH[1]

Le **pH du sang** se situe aux environs de 7,35. Il varie en fonction des maladies.

Le bon **pH de l'urine** se situe autour de 6,8. C'est un peu acide, car l'urine élimine les acides phosphoriques et uriques, résidus de nos métabolismes. Mais il varie dans la journée. Si l'on prend des compléments alimentaires alcalinisants, si l'on ne mange que des légumes crus alcalinisants par essence, le pH de l'urine va augmenter. Outre cela, le pH de l'urine ne doit pas être trop acide ni trop basique. Tout déséquilibre créera des problèmes. En fait il est souvent trop acide.

Le nettoyage des acides par les organes

Les acides forts sont les acides uriques, sulfuriques, phosphoriques. Les organes émonctoires, vésicule biliaire et reins, ont beaucoup à faire et souvent n'arrivent pas à tout évacuer. Ces acides envahissent alors nos cellules. Les protéines animales, les produits laitiers et surtout le yaourt en sont de gros fournisseurs. Raison de plus pour les surveiller.

Les acides faibles sont les acides citriques, oxaliques. Ils peuvent s'éliminer plus facilement, notamment sous forme gazeuse par les autres organes émonctoires comme le poumon. On saisit bien ici la nécessité de s'oxygéner les poumons.

Les tissus sont souvent trop acides

L'organisme produit trop d'acides par les stress, fatigue, soucis, agressivité, les restes de digestion, une alimentation trop acide, les produits

1. Bon nombre des notions de ce chapitre « L'acidose » se retrouvent dans mon livre *L'Excès d'acidité. Comment le pondérer*, éditions Médicis, coll. « Les clés du bien-être », 2006.

laitiers, les sucres raffinés, trop de viande, trop de médicaments, l'alcool, le tabac, la pollution de l'air, notamment. Si ces causes sont trop nombreuses, les cellules sont trop acides. Si les organes émonctoires sont encrassés, ils ne nettoient plus bien. Si l'organisme manque de tels ou tels minéraux ou enzymes ou vitamines, nécessaires à la désagrégation de certains déchets, il en est de même aussi. Il y a alors engorgement du côté des poubelles ! Le corps ne peut garder le trop plein au niveau du local à ordures, il recycle tout cela dans les tissus qui alors s'empoisonnent. L'hyperacidité épuise les glandes surrénales, lesquelles secrètent la cortisone anti-inflammatoire et antidouleur. Toutes les maladies chroniques, dont le cancer, montrent cette hyperacidité. Outre la régulation d'apports alimentaires et leur bon choix, l'oxygénation du corps, par des mouvements non violents, accroît le nettoyage des tissus par le poumon aussi.

La véritable loi

Les maladies chroniques découlent toujours d'un conflit interne, passé ou présent, à résoudre. En phase terminale de conflit en voie de résolution, interviennent les micro-organismes porteurs de maladie, les virus et les microbes. En fonction du terrain qu'ils trouvent, ils se développent plus ou moins favorablement. C'est ici qu'interviennent les facteurs d'encombrement toxémique (résistivité), de restes du métabolisme des aliments (acidité ou non), d'activité physique, d'oxygénation, de stress, d'harmonie (potentiel d'oxydoréduction).

COMMENT SAVOIR SI MON TERRAIN EST ACIDE ?

Voilà une bonne question.

Le test de dépistage de l'acidité

Il se fait par l'urine dont on mesure le pH. C'est d'une grande facilité. Il faut se procurer des bandelettes papier en magasin diététique ou en pharmacie. Ce papier change de teinte au contact du liquide analysé.

La mesure du pH de l'urine n'est pas suffisante pour déterminer l'état du terrain. Ainsi, si nous ne mangeons que des fruits frais ou des légumes crus, on trouvera un pH virant vers l'alcalinité. Le pH varie aussi en fonction du stress, des efforts physiques, du contenu des repas. Il est donc plus indiqué de faire plusieurs mesures tout au long de la journée et cela pendant une semaine. On ne mesure pas la première urine du matin car l'organisme désacidifie son terrain si on le laisse en paix, pendant la nuit, pendant un jeûne. Il est préférable de faire les mesures avant les repas plutôt qu'après car les aliments influent directement sur l'acidité de l'urine. Après les repas, on mesure plus ce que l'on a mangé que ses cellules.

Les autres symptômes d'acidité

Voici des pistes et indicateurs :

- stress permanent (la sensibilité du système nerveux sympathique est perturbée par l'acidité du terrain, les artérioles peuvent rétrécir, la circulation du sang est moins performante, la fatigue générale s'installe)
- bol alimentaire pauvre en légumes crus et/ou fruits crus

- bourdonnement d'oreilles
- énervement constant
- langue chargée
- ablation de la vésicule biliaire
- ostéoporose bien sûr
- obésité ou surpoids
- maladie grave type cancer, sclérose, problèmes cardio-vasculaires...
- fatigue chronique
- rhumatismes
- arthrose
- douleurs articulaires
- tendinites
- douleurs de dos
- hyperglycémie
- tachycardie
- crampes
- migraines chroniques
- lumbagos et sciatiques
- gastrites, ulcères et remontées gastriques acides
- flatulences, constipation
- mycoses
- goutte
- atonie rénale ou urinaire
- eczéma, herpès
- asthme
- gros buveur de café, thé noir
- gros mangeur de viande
- alcool
- tabac
- médicaments en quantité
- sédentarisme
- humeur, comportement « acide » envers les autres
- déséquilibre émotionnel

Pourquoi une cure de désacidification ?

Une cure est indispensable pour apporter une réponse à notre état d'intoxiqué. Cet état est réel et inévitable par l'existence de nombreux facteurs influant sur notre biologie :

- le stress de toutes origines, les peurs, les angoisses, la fatigue, inhérents à notre façon de vivre
- une alimentation trop abondante et trop riche par rapport à nos besoins
- notre alimentation polluée par les :
  - nitrates
  - polyphosphates
  - pesticides
  - insecticides
  - conservateurs aux effets inconnus à long terme
  - stérilisateurs et cuissons rapides détruisant les vitamines
  - conservateurs aux rayons gamma et cobalt radioactifs
- l'habitude des médicaments
  - antibiotiques
  - anxiolytiques
  - corticoïdes
  - contraceptifs
- la sédentarité
- la pollution omniprésente
  - l'air (plomb)
  - l'eau (nitrates, chlore)
  - les radiations électromagnétiques

Les toxines sont la cause biologique principale de la maladie. La véritable dynamique consiste aussi à préserver un terrain sain afin que les microbes n'y aient aucune terre nourricière, faute de quoi ils s'y mettent, et leur rôle devient bénéfique car ils deviennent utiles à dépolluer le corps des effets de l'acidité. Dans ce contexte, les antibiotiques sont un contresens assez fâcheux.

LES GRANDS NETTOYAGES

Le nettoyage de printemps

Programmons-nous un grand nettoyage de printemps et d'automne avec des cures de quelques jours, un drainage un peu plus approfondi.

Le jeûne

Il est recommandé de jeûner un jour par semaine afin de permettre au corps de se nettoyer. Si l'on veut jeûner plusieurs jours d'affilée, il convient d'être suivi par un thérapeute.

La cure de raisin

C'est un rendez-vous de purification du corps et de l'esprit, un grand moment de nettoyage qui est proposé par la nature à l'arrivée du raisin, à la fin de l'été et en automne. On ne mange que du raisin bio, rien d'autre et quand on a faim. On peut faire cela trois jours, une semaine, quatre semaines..., le raisin étant l'un des aliments les plus complets qui soit (voir mon livre *La cure de raisin*).

La cure de citron

À faire au printemps : on boit du jus de citron en dehors des repas en augmentant la dose semaine après semaine. On démarre avec le jus d'un citron par jour la première semaine, et on monte ensuite progressivement jusqu'à boire le jus de neuf citrons par jour pour redescendre à un. C'est une cure extraordinaire pour désacidifier et reminéraliser.

Les monodiètes

La nature met à notre disposition de merveilleux fruits et légumes que nous pouvons consommer en monodiètes sur un jour, deux jours ou trois jours, c'est le cas de la pomme, la cerise, la fraise, le chou, la carotte... sachant que le fruit roi des monodiètes reste le raisin, qui est le plus complet et nous évite donc des carences.

L'objectif est toujours de désacidifier l'organisme et de le reminéraliser.

CHAPITRE 6

VIEILLIR PRÉMATURÉMENT ?

ÉVITONS LA VIEILLESSE PRÉMATURÉE

De quoi seront faites nos dernières années (de vieillesse) si notre corps est hyper-oxydé, douloureux, voûté, exténué ?

La retraite se passera-t-elle à subir les maux du corps, à parler de notre colonne qui s'effondre, en une sorte de calvaire irrémédiable, sans pouvoir profiter du temps offert ?

Le rH2 ou potentiel d'oxydoréduction

Pour une solution donnée que l'on mesure, une perte d'électrons (négatifs par définition) correspond à une oxydation, un gain d'électrons à une réduction (le contraire). La valeur de rH2 montre la quantité d'électrons disponibles. Ce rH2 varie de 0 à 42. Tout ce qui dépasse 28 est « oxydé » et en dessous est « réduit ». Cette unité de mesure correspond à la pression d'hydrogène H_2 ou d'oxygène O_2. Le sang d'un rH2 = 28 est à la neutralité : il ne peut plus fixer d'oxygène : c'est la thrombose.

Le rH2 sert à mesurer notamment les effets du stress oxydatif dans des maladies comme l'ostéoporose, l'acidose, le diabète, le cancer, les maladies cardio-vasculaires.

Le rôle de l'oxygène

Nous vieillissons parce que nous utilisons l'oxygène de l'air et aussi celui de l'eau (H_2O). L'oxygène génère des dérivés actifs d'oxygène. Ces dérivés sont des **radicaux libres**. S'ils rencontrent des antioxydants, ils ne sont plus nocifs. Sinon l'organisme vieillit.

Les radicaux libres

Les radicaux libres sont des molécules errantes, qui sont instables et essaient en permanence de se fixer sur les éléments biochimiques sains qu'elles rencontrent. Leur instabilité résulte du fait qu'elles ont un électron de rencontre qui leur conférera la stabilité, un peu comme une « âme en peine de cœur ». Elles proviennent par exemple de molécules d'eau qui se brisent et libèrent des radicaux libres possédant des électrons libres disponibles. Leur vie ne dure que quelques microsecondes. La réaction « d'accouplement » avec l'électron choisi est une réaction vive qui produit une série de milliers de molécules dans l'organisme. Les lipides ainsi attaqués s'oxydent et créent des toxines, poisons de l'organisme. C'est la naissance de l'oxydation.

Le stress

Le stress est un mécanisme naturel qui met l'organisme en alerte. Tous les jours nous vivons des petits ou grands stress aigus. Une fois la situation « problématique » bien gérée, tout redevient normal.

Un stress constant, dû par exemple à une agression permanente et/ou à une mauvaise façon de voir la vie avec ses hauts et ses bas, va à la longue dérégler le signal d'alarme géré par le système endocrinien. Revoyons donc notre façon de considérer les choses. L'ambiance est à nous harceler. Rions-en ; cela n'honore pas celui qui se croit supérieur ainsi...

Car le stress devient oxydant.

Le stress oxydatif

Le stress oxydatif ou oxydant se définit comme un état biologique permanent où il y a une prolifération de radicaux libres, ou un manque de défenses antioxydantes, ou bien les deux. Le stress « classique », défini au paragraphe précédent, favorise largement l'apparition du stress oxydatif.

Le stress oxydatif de chacun peut se mesurer par une analyse de sang dans un laboratoire spécialisé : j'en connais en Suisse.

L'excès d'oxydation vient de :

- pollutions environnementales, électromagnétiques (lignes à haute tension, télévision, four à micro-ondes)
- polluants chimiques que l'on respire, mange ou qui passent par les muqueuses et la peau
- l'intoxication aux métaux lourds comme le mercure, le plomb, ou le cadmium
- irradiations comme les UV, les rayons X
- carences en vitamines comme les vitamines E et C
- carences en oligo-éléments comme le sélénium, le zinc, le cuivre
- carences en polyphénols, flavonoïdes (ail, oignon, agrume), tanins (thé vert, raisin)
- carences dans l'alimentation moderne, la qualité moindre des aliments cultivés aujourd'hui, les aliments appauvris en énergie (supermarchés)
- anomalie génétique
- défaut du système de protection du corps
- lors de rejet d'une greffe
- certains médicaments, l'excès de médicaments, la pilule contraceptive journalière
- tabac
- alcool
- vieillesse
- fatigue

- maladies
- stress
- peur (nouveaux principes de management dits modernes)
- chocs
- pollution électromagnétique
- excès en tous genres

Quelques points de notre vie courante à surveiller :

- L'excès de sport, le sport intensif, les exercices physiques soutenus, l'esprit de compétition aussitôt qu'un enfant paraît doué, courir jusqu'à se faire mal, le marathon pour s'en vanter, le tour de France, les matchs de football professionnel tous les trois jours,... sont autant de scenarii d'oxydation à outrance et de mort prématurée : je mâche mes mots.
- Fumer, en faire profiter les autres... est un acte de destruction massive quant à l'oxydation prématurée.
- S'exposer en plein soleil du midi, de longs moments, sous prétexte de présenter à tous une peau halée, plissée, laide à la longue, ne ressemble à rien d'adroit.
- Tout au micro-ondes car ça va plus vite, la télé dans la chambre, le portable à outrance, sont autant de sottises.
- Continuer à battre le record mondial de la prise de médicaments ! Chacun sait que c'est déraisonnable et chacun continue...
- On va avoir de la wifi partout. Savez-vous ce que c'est ? Les hôtels « en avance » en font une publicité positive. Notre pays ne nous demande pas notre avis. Nous allons vivre à l'intérieur d'un immense four à micro-ondes. Réjouissons-nous ! La France a de l'avance sur ce point, comme sur les réserves de tamiflu (un tiers de la réserve mondiale), les achats de vaccins contre la grippe H1N1 !

Les principaux syndromes d'une oxydation prématurée

- La peau sèche et qui se flétrit, les mycoses, les rides précoces, les tâches brunes dites de vieillesse : le « test de la peau » est le signe inéluctable d'un problème d'oxydation première. Inutile de faire d'autres tests ou analyses, la cause est entendue.
- Les rhumatismes, la fatigue chronique...
- La présence d'une maladie chronique. Le stress oxydatif est associé à près de 200 maladies dont celle de Parkinson, celle d'Alzheimer, le diabète, les maladies cardio-vasculaires, les maladies rhumatismales, génétiques ou auto-immunes.
- Être diabétique (je me répète).
- Être trop gros.
- Prendre beaucoup de médicaments.
- Avoir des problèmes d'intestins où il y a baisse de l'absorption intestinale liée notamment à la prise de médicaments comme les antidouleurs, les anti-inflammatoires, la pilule.
- Être toujours en convalescence.
- Être en contrecoup de gros choc, d'une période difficile.
- Cohabiter avec un choc affectif.
- Être sujet à une vive irritabilité, à l'énervement ; car il faut savoir que le système nerveux central consomme beaucoup d'oxygène, qu'il a une surface étendue d'échange membranaire et un taux relativement bas d'enzymes antioxydantes.
- Avoir une mauvaise alimentation où il y a manque de nutriments antioxydants tels que zinc, cuivre, sélénium, vitamine A, vitamine C, vitamine E.
- Être en stress permanent, surmenage, stress dit psychosocial, que l'on évalue par des questionnaires médicaux.
- Mal-être dans le corps et/ou dans la tête.

Les grands antioxydants

Ils empêchent les lésions qui peuvent favoriser le développement des maladies et le vieillissement prématuré.

Rappelons les principaux antioxydants :

- la vitamine C
- la vitamine E
- la vitamine P ou flavonoïdes
- la provitamine A ou béta-carotène
- le cuivre
- le zinc
- le sélénium
- la superoxyde dismutase (SOD)
- le glutathion peroxydase (GPx)
- l'huile de son de riz
- l'acide alphalipoïque
- le cœnzyme Q10
- le jus d'herbe d'orge
- l'extrait de papaye fermentée
- les tocotriénols

LES COMPLÉMENTS ALIMENTAIRES UTILES

Outre ces légumes, fruits, épices et autres mets, on peut aussi se tourner vers des compléments alimentaires.

Je vous ai fait une petite sélection, en commençant par les plus importants, ce qui est une formulation impropre car les plus importants sont ceux où vous êtes en carence.

La vitamine C

La vitamine C est le plus grand antioxydant commun, de par son efficacité, son abord facile, son coût.

Notre corps en raffole.

Notre corps contient entre 1 500 à 2 000 milligrammes de vitamine C. On en note une forte présence dans le système endocrinien, dans l'hypophyse et les surrénales, ainsi que dans le cerveau, l'œil, les muscles et les principaux organes que sont le cœur, la rate, le poumon, le rein, le foie.

Il faut régulièrement en apporter à l'organisme. Elle se détruit à la chaleur, à la cuisson à l'eau.

Combien en consommer ?

Les apports quotidiens recommandés (AQR) actuels en France en vitamine C sont de 60 à 100 milligrammes. Linus Pauling, prix Nobel de chimie et prix Nobel de la paix, préconisait entre 200 et 500 milligrammes par jour de vitamine C, à titre préventif des maladies chroniques. Les spécialistes actuels parlent de 500 à 1 000 milligrammes pour des sujets relativement sains ! Les personnes stressées, souffrantes ou malades, devraient donc en consommer davantage. Prenez-la sous la forme naturelle d'acérola ou de synthèse au pire. Mais surtout trouvez-la dans les fruits et légumes crus.

La vitamine E

Vitamine reine contre l'oxydation et la vieillesse, la vitamine E manque cruellement à nos organismes modernes. Elle joue un rôle antioxydant majeur en neutralisant les radicaux libres, en protégeant les cellules et en limitant l'athérosclérose.

Elle intervient quant au vieillissement de la peau et des cellules, en cas de rides ; pour aider à la cicatrisation, dans les maladies d'Alzheimer, de Parkinson et dans la sclérose en plaques.

Elle est souvent en carence à 100 % selon des études statistiques récentes.

On la trouve assez bien dans les fruits oléagineux : noisettes, amandes ; châtaignes, noix de coco, avocats, pommes, mûres, framboises, cassis, goyaves, kiwis, poivrons ; le choux, le fenouil, les épinards et autres légumes ; les huiles végétales de première pression à froid comme amande, argan, colza, coton, germe de blé, pépin de cassis et de raisin, soja, tournesol ; et dans les aliments d'origine animale comme la crevette grise, la cervelle.

La vitamine A

Vitamine très présente dans l'alimentation, elle appartient à la famille des caroténoïdes dont le plus connu est le bêta-carotène. C'est un pigment qui colore les aliments. Antioxydant très puissant, la vitamine A protège le corps des effets négatifs des radicaux libres et renforce la fonction immunitaire.

Le sélénium

Cet oligo-élément a une importance capitale dans la défense immunitaire. Il empêche toute forme d'oxydation donc de vieillissement, en luttant contre les radicaux libres. Il est considéré comme l'oligo-élément le plus antioxydant. Il est présent dans une enzyme majeure de défense : le **gluthation peroxydase**.

Le sélénium est un puissant anti-radicaux libres. Il ralentit le vieillissement et les scléroses. Notre corps ne synthétise pas le sélénium et nous devons donc le trouver dans notre nourriture : thon, saumon, levure alimentaire de bière, germe de blé, pain complet, ail, oignon et céréales...

Le zinc

Les os, la peau, les tendons, les vaisseaux sanguins ont besoin de cet antioxydant majeur, sans lequel le fer ne se rend pas utile. Il entre, comme le cuivre, dans la synthèse de la SOD, **superoxyde dismutase**. Cet enzyme assure l'élimination de l'anion superoxyde, soit la première toxine formée à partir de l'oxygène. C'est la première ligne de défense contre le stress oxydatif. C'est dire son importance.

On le trouve essentiellement dans les céréales complètes, dans les aliments d'origine animale comme les huîtres, les œufs, la viande de bœuf, les produits laitiers, le poisson. Certains aliments, comme le blé par son acide phytique, inhibent l'absorption du zinc. On le trouve aussi dans les graines de courge.

Le cuivre

Le cuivre est très utile dans l'organisme, même s'il s'agit d'un oligo-élément présent en très faible quantité.

Il renforce le système immunitaire, équilibre la formule sanguine. L'organisme en a un besoin renforcé en cas d'inflammation, infection, douleur, fièvre, anémie, arthrite. Les os, la peau, les tendons, les vaisseaux sanguins ont besoin de cet antioxydant majeur, sans lequel le fer ne se rend pas utile. À eux deux, ils agissent sur la formation de l'hémoglobine.

Il entre comme le zinc dans la synthèse de la SOD, superoxyde dismutase.

L'acide alpha-lipoïque

C'est un des plus grands antioxydants. C'est le seul qui soit à la fois hydrosoluble et liposoluble. Il chélate plusieurs métaux toxiques. Il confère plus de puissance aux autres antioxydants. Sans lui, les vitamines E et C ne sont d'aucune utilité.

Le co-enzime Q10

Pour le Dr Mathias Rath, « le cœnzyme Q10 est le meilleur nutriment que vous puissiez prendre pour protéger votre système cardio-vasculaire ».

C'est un antioxydant puissant. Il aide à renforcer le système immunitaire et, d'après certaines études récentes, intervient positivement sur l'évolution de certains cancers.

Le thé vert

Il est connu en Chine depuis plus de 2 500 ans av. J.-C. et on lui attribue une origine divine. C'est bon signe !

C'est un antioxydant très puissant grâce à ses polyphénols. Il prévient l'oxydation du LDL cholestérol, le « mauvais » cholestérol, et permet l'élévation du HDL cholestérol, le « bon » cholestérol. En inhibant l'enzyme de conversion angiotensine, il réduit la pression artérielle.

Ses vitamines B améliorent la digestion, le système nerveux et toute notre approche dans ce livre.

LA NATURE MET DANS NOTRE ASSIETTE DE GRANDS ANTIOXYDANTS

L'index Orac

Il mesure la « force » d'antioxydation de tous les produits.

D'abord et surtout LES FRUITS ET LÉGUMES

Ils sont riches en vitamines A, C et E, les meilleures (pour notre sujet et en général).

La santé des os

Plusieurs études ont observé que les fruits et les légumes ont un effet positif sur la santé des os. Ainsi, selon le *New S.A.* daté de 2000, les femmes qui consomment beaucoup de fruits durant leur enfance développent une densité de leurs fémurs plus importante. Les femmes préménopausées qui disposent des apports les plus bas en sels minéraux de potassium et de magnésium, en fibres, en vitamines dont la vitamine C et la bêta-carotène, affichent une densité des fémurs et du rachis la plus basse (*New S.A.* en 1997). Si vous êtes une adolescente et que vous prenez au moins trois fruits et légumes par jour, vous aurez la chance d'augmenter votre capital osseux en minéraux, comparée à une adolescente qui en consomme moins de trois par jour, selon une étude menée par Frances Tylavsky, de l'université du Tennessee, datée de 2004.

Les fruits les meilleurs pour éviter l'oxydation prématurée :

Les meilleurs fruits frais antioxydants selon l'unité d'ORAC[1] unités d'ORAC pour 100 grammes			
Baie de goji	14 600	Cerise	670
Pruneau	5 770	Kiwi	602
Raisin sec	2 830	Pamplemousse rose	483
Myrtille	2 400	Raisin blanc	460
Mûre	2 036	Pomme	225
Canneberge	1 750	Banane	220
Fraise	1 540	Tomate	185
Framboise	1 220	Abricot	150
Prune	949	Pêche	145
Avocat	782	Poire	120
Orange	750	Melon	90
Raisin noir	739		

1. Source : ministère de l'Agriculture des États-Unis ; http://www.ars.usda.gov

Les fruits secs oléagineux sont bien placés

Dommage que l'on ne puisse pas en consommer des kilos... Appréciez ces indices ORAC.

Noix	13 000	Amande	4 450
Noisette	9 000	Cacahuète	3 000
Pistache	7 000	Noix de cajou	2 000

Les légumes sont aussi de la partie, un peu plus à la traîne...

On voit apparaître l'ail avec 1 939, qui se situe « dans les mêmes eaux » que le chou frisé (1 770) et la canneberge (1 750) et ainsi de suite...

Les meilleurs légumes antioxydants selon l'unité d'Orac[1] unités d'ORAC pour 100 grammes			
Ail	1 939	Maïs	400
Chou frisé	1 770	Aubergine	390
Épinard	1 260	Pomme de terre	310
Chou de Bruxelles	980	Chou fleur	305
Pousse de luzerne	930	Carotte	209
Brocoli	890	Haricot vert	205
Betterave	840	Laitue Iceberg	100
Poivron rouge	710	Céleri	61
Oignon	450	Concombre	54

1. Source : ministère de l'Agriculture des États-Unis ; http ://www.ars.usda.gov]

Les épices ont leur importance

Les meilleures épices, herbes aromatiques antioxydantes sont, ci-dessous, par ordre d'efficacité décroissante. Évidemment, comme on en met peu, il ne faut pas s'attendre à des miracles : clous de girofle, origan sec, persil sec, basilic sec, gingembre,...

- Mettez de la **cannelle** partout. Elle a un bon pouvoir antioxydant.
- Le **curcuma** fait partie de la médecine traditionnelle ayurvédique de l'Inde et rentre dans la composition du fameux curry qui est un mélange d'épices. Il possède des propriétés antioxydantes fortes qui protègent la cellule, et aussi des propriétés antithrombotiques et hypocholestérolémiantes.
- Le **poivre noir** : quelques milligrammes de pipérine, constituant du poivre noir, consommés avec la curcumine du curcuma améliorent de vingt fois l'assimilation de la curcumine.
- Le **cacao** est un bon antioxydant.

LES OMÉGA SONT OMNIPRÉSENTS

Les oméga 3[1] sont des acides gras libres car polyinsaturés. Ce caractère d'insaturé leur confère une grande fragilité aux radicaux libres. Ils sont utiles à la vie (sphères cardio-vasculaires, cérébrales, neuropsychiques). Mais il faut que leur consommation rencontre des antioxydants qui les protègent de l'oxydation. Sinon l'effet peut être plus négatif que positif. Un terrain inondé de radicaux libres (alimentation défectueuse) n'ira pas mieux avec des gélules d'oméga 3 (voir aussi l'état de l'intestin).

---

1. Sur ce sujet, vous pouvez consulter mon livre *Les oméga 3 6 9. Vitalité du cerveau et du cœur*, éditions Médicis, 2006.

Où ? Les poissons des mers froides comme le saumon, le maquereau, et les huiles de première pression à froid de noix, chanvre, lin, colza sont un bon apport (olive c'est oméga 9).

MOI J'AIME BIEN AUSSI...

- Le **jus de noni** de Tahiti : il est traditionnellement consommé pour stimuler le système immunitaire et calmer la douleur.
- La **canneberge** est plus riche en antioxydants que le raisin rouge, couramment cité en exemple. Elle est essentiellement utilisée et reconnue pour la prévention et le traitement des infections urinaires. Fortement conseillée en cas de cystite, elle décolle les bactéries des parois.
- La **baie de goji** ou « fruit de la longévité » se consomme en baies séchées ou en jus. C'est un PUISSANT ANTIOXYDANT qui combat le vieillissement (LE MEILLEUR QUI SOIT ; voyez son indice ORAC).
- L'**extrait de papaye fermentée** : le Pr Luc Montagnier, président de la Fondation mondiale de recherche et prévention du sida, a constaté qu'associé à la trithérapie, l'extrait de papaye fermentée « fait remonter les paramètres du système immunitaire ».
- L'**ail** ne se présente plus. C'est le roi des légumes antioxydants. L'huile essentielle d'ail (très difficile à ingurgiter) réveillerait un mort...
- Les **pousses de luzerne** sont d'excellents antioxydants...
- Le **jus d'herbe d'orge.** Selon une étude japonaise faite en laboratoire par le Dr Yoshihide Hagiwara, le jus de jeunes herbes d'orge, comparé à deux cents plantes, contient le plus grand nombre de vitamines, minéraux, oligo-éléments et enzymes. Essayez-le quand vous êtes K.-O. !
- L'**huile de son de riz** possède plus de cent antioxydants : des vitamines (notamment du groupe B), des minéraux, des enzymes, des acides

gras, tous les acides aminés indispensables à la fabrication des neurotransmetteurs du cerveau.

LES HUILES ESSENTIELLES DÉSOXYDENT SURTOUT

C'est une de leurs vertus. Citons à ce propos des auteurs célèbres[1] : « Les huiles essentielles sont presque toujours dans des valeurs très réductrices (inverse d'oxydantes), de 0 à 28. C'est parfait ! »

Une seule goutte d'huile essentielle dans son alimentation est nécessaire pour un plat froid de quatre personnes, contre quatre à six gouttes pour un plat chaud. Les huiles essentielles possèdent en effet des propriétés antioxydantes et anti-radicalaires qui améliorent la durée de vie de l'aliment. De plus, une goutte d'huile essentielle tue les bactéries dans la viande.

Mais là n'est pas leur seule utilisation. L'aromathérapie est une science médicale à part entière. Toute prise d'huile essentielle vous « guérira » de trop d'oxydation (à manipuler avec précautions).

1. Nathalie et Jean-Marie Delecroix, auteurs du livre *Les Huiles essentielles pour toute la famille*, éditions du Chariot d'or, 2009.

LES HORMONES

LES HORMONES QUI INTERVIENNENT DANS LE FONCTIONNEMENT DES OS

Transportée par le sang, une hormone est comme une informatrice qui possède des messages dont le rôle est d'aider certains organes à bien fonctionner.

Les œstrogènes

Pour la femme, c'est la principale hormone sexuelle. Mais elle est aussi présente chez l'homme. Chez la femme, elle contribue entre autres au développement des seins. Il faut éviter d'être maigre car cette hormone est contenue aussi dans les graisses.

- Qui les « fabriquent » : les ovaires pour l'essentiel et un peu les seins, le tissu graisseux, le foie et les surrénales. À la ménopause, les ovaires fabriquant de moins en moins d'œstrogènes, on voit l'importance d'une bonne santé des autres organes fournisseurs de ces hormones.
- Rôle :
  - C'est une hormone sexuelle.
  - Ils freinent l'activité des ostéoclastes, cellules destructrices du vieux tissu osseux.
  - Ils favorisent l'activité des ostéoblastes, cellules qui fabriquent le tissu osseux.
  - Ils participent à la sécrétion d'autres hormones intervenant dans le fonctionnement osseux comme la parathormone, la vitamine D.
  - Ils contribuent à la régulation des équilibres minéraux.

La testostérone

Pour l'homme c'est la principale hormone sexuelle. Elle est un peu présente chez la femme.

- Qui les « fabriquent » : les testicules et un peu les glandes surrénales pour l'homme. Contrairement aux œstrogènes chez la femme, la production de testostérone diminue progressivement chez l'homme avec l'âge, mais sans jamais s'arrêter totalement. Chez la femme, la testostérone est fabriquée pour l'essentiel par les ovaires et les surrénales.
- Rôle :
  - C'est une hormone sexuelle.
  - Elle intervient dans le fonctionnement général des os.
  - Elle favorise l'activité des ostéoblastes, cellules qui fabriquent le tissu osseux.
  - Elle contribue à la régulation des équilibres minéraux.

La somatotrophine

- Qui la fabrique : l'hypophyse, surtout pendant le sommeil.
- Rôle : hormone de croissance des os.

La thyroxine

- Qui la fabrique : la thyroïde.
- Rôle : en collaboration avec l'hormone somatotrophine, elle active la croissance générale du corps.
- À partir de quoi est-elle fabriquée : de l'acide aminé tyrosine et de l'iode.

Lorsqu'une personne développe un goitre, cela signifie que la thyroïde est en manque d'iode et qu'elle cherche à grossir pour essayer sans succès de fabriquer quand même de la thyroxine. Il convient alors de manger des aliments riches en iode comme les algues. Vous pouvez aussi mettre sur vos cuisses de la teinture d'iode achetée en pharmacie et vous en badigeonner le temps nécessaire jusqu'à ce que l'organisme n'en requiert plus, c'est-à-dire lorsque les taches d'iode ne seront plus absorbées par le corps.

La calcitonine

- Qui la fabrique : la thyroïde.
- Rôle : freine et inhibe le travail des ostéoclastes (cellules qui détruisent le vieux tissu osseux). Elle est hypocalcémiante, ce qui veut dire qu'elle empêche la libération du calcium des os dans le sang.

La parathormon

- Qui la fabrique : la parathyroïde
- Rôle : elle contribue à l'augmentation du nombre et de l'activité des cellules ostéoclastes (cellules qui détruisent le vieux tissu osseux). Elle est hypercalcémiante, ce qui signifie qu'elle libère les sels minéraux des os, notamment le calcium, dans le sang.

La cortisone

- Qui la fabrique : les surrénales.
- Rôle : elle diminue l'activité de synthèse des ostéoblastes.

LES HORMONES DE SYNTHÈSE

Les œstrogènes de la femme

Les œstrogènes sont des hormones synthétisées principalement dans les ovaires. La carence en œstrogènes peut accélérer l'altération osseuse chez les femmes à la ménopause et mener à l'ostéoporose. En conditions normales, ces insuffisances sont comblées par l'action des ostéoblastes qui produisent de nouveaux os. Or la diminution du taux d'œstrogènes fait que la perte osseuse se produit plus précipitamment que la formation osseuse, et donc les os deviennent plus fragiles.

Les gynécologues analysent donc le taux d'œstrogènes et compensent par des hormones substitutives de synthèse. On parle ici du fameux THS : traitement hormonal substitutif.

Les avis sont partagés

Les femmes se posent en effet beaucoup de questions avant de se lancer dans un traitement « lourd » aux hormones de synthèse.

Pourquoi peut-on s'inquiéter quant à prendre ces hormones de synthèse

Les traitements énoncent des durées « obligatoires » très importantes, de plusieurs années, parfois dix ans, parfois « à vie ». C'est normal que cela fasse peur.

Les spécialistes vous diront qu'un traitement de ce type augmente le risque de cancer du sein. Le risque est doublé au bout de dix ans de traitement. Ces spécialistes recommandent alors une surveillance accrue : mammographie, bilan sanguin, frottis du vagin, etc. Les hormones TSH tonifient en effet un terrain éventuellement cancéreux. Et je ne parle pas du stress généré par tous ces examens et analyses de sang. Le stress augmente aussi l'acidité des cellules, terrain du cancer.

La prise de poids est quasi évidente. C'est une autre forme de stress dans ce monde où il est interdit d'être grosse. Car être grosse, c'est être laide. Dictat hautement lumineux.

Je vous conseille de lire les forums sur Internet. Ce sont des sortes de discussions, par écrit, entre femmes. On y trouve des perles, enfin devrais-je plutôt dire les préoccupations habituelles et les conseils échangés de nos dames et les témoignages de tant d'épreuves :

- « À ton âge avancé maintenant (cinquante-deux ans), tu dois commencer à faire très attention à ton alimentation et à te bouger un peu plus. »
- « Moi je suis passée de 53 à 63 kilos à cause des fichus TSH et cette ménopause qui me sapent le moral. »
- « Je me suis restreinte sur tout et pas un gramme de perdu ! »
- « Je pensais que mon THS (Ostrodose + Ustrogestan 100) devaient m'arranger ça, mais rien ! »
- « Quelques unes d'entre vous pourraient-elles m'encourager ? »
- « Tu prends une dose plutôt basse, ça ne peut pas te faire grossir... » « Tu parles ! Je viens de prendre 4 kg. »
- « Le métabolisme ralentit de plus en plus. Il nous faut donc maintenant un minimum d'une heure d'activité sportive tous les jours de la semaine sans faute. »
- « Perso, je m'astreins à trois séances de musculation hebdomadaires, plus une heure de jogging cinq fois par semaine. »
- « En vacances, je nage tout le temps. Il le faut. »
- « En même temps, j'ai entièrement revu ma manière de manger : je ne mange plus du tout de pain. Je ne mange pas de sauces, ni de charcuterie, surtout pas de frites, ni de pizzas. »
- « Je ne mange plus que des yaourts nature. J'aime pas ça mais bon... »
- « Bon, maintenant, il faut que je te quitte, c'est l'heure, je vais courir... »

- « De toute façon, j'ai rendez-vous la semaine prochaine chez mon gynéco pour une visite de contrôle et j'en profiterai pour aborder la question car il faut absolument que je perde ces kilos qui me pourrissent la vie. »

Etc.

C'est du vécu ! On reconnaît tout cela.

Prise de poids en eau, un classique du genre ! La rétention d'eau se manifeste souvent lorsque ces THS sont au programme. Tout se dérègle en effet ! Alors on n'ose plus boire et on se met au régime sans sel car on a appris dans les magazines que le sel retient l'eau, ce qui n'est pas idiot d'ailleurs, mais qui ne résout pas le problème. Les raisonnements de la médecine traditionnelle chinoise nous apprennent que lorsqu'il y a de l'eau partout, c'est que la rate est malade. La rate est en effet aux commandes de la « fabrication » de l'eau dans le corps.

Un bon tuyau

Un bon tuyau d'eau ! S'il vous arrive cette mésaventure de regorger d'eau, voici un bon conseil : il faut tonifier la rate. Comme la nourriture préférée de la rate est les céréales (moi, c'est le chocolat), donnons-lui des céréales, et la meilleure qui soit : du riz. Comment ?

À tous les repas, petit-déjeuner compris, prenons toujours du riz, au moins une poignée. Pour cela, à côté de la gamelle du chien au réfrigérateur, ayons notre gamelle de riz toujours prête. Prenez le riz basmati complet qui a l'index glycémique[1] le plus bas des riz cuits : index 45. Au matin, nous pouvons sucrer ce riz « pour faire plus petit déjeuner » et pour cela n'utiliser

1. Voyez mes livres où je présente ces index glycémiques : *Être mince : Gérer son poids* et *Le Diabète : le gérer, le guérir*, aux éditions Médicis ; *L'apprentissage de la nutrition au quotidien : 265 assiettes sans fausse note*, aux éditions Dangles.

que les bons sucres[1]. Pour les autres repas, mangez vos légumes habituels auxquels vous ajoutez ce riz ou ne mangez que du riz, l'effet n'en sera que plus saisissant. Quelqu'un qui a véritablement beaucoup trop d'eau peut perdre ainsi dix kilos (d'eau) en un mois. Vous irez ensuite le raconter dans les forums.

N'oubliez pas de tonifier aussi le service vidanges : les reins. Évidemment cela « va avec » comme on dit familièrement. Il faut que l'eau sorte ! Des plantes existent qui font bien ce travail de drainage des reins, berbéris, piloselle, bouleau, poireau, queues de cerises, etc.

Toutes sortes de troubles sont de la partie : effets indésirables qu'on appelle effets secondaires, propres (plutôt malpropres) à chaque médicament, maux de tête, douleurs des seins, cheveux gras, encrassement des veines du cerveau et complications adjacentes, règles qui reviennent puis disparaissent à nouveau, grossesse sans rapport sexuel (je plaisante)...

Qui dit ménopause, dit risque d'ostéoporose (du moins dans la tête des gens), dit hormones à prendre.

Ceci est inexact

Beaucoup de médecins sont de ce même avis d'ailleurs. La ménopause peut très bien se passer sans bouffées de chaleur (l'homéopathie est là très efficace) et sans risques de fractures (l'hygiène de vie est là très efficace). Il semble que les hormones de substitution n'agissent même pas sur les risques de fracture du col du fémur, selon le Dr Philipp Keros, spécialiste.

L'ostéoporose n'est pas une fatalité pour une femme de plus de cinquante ans, ni pour un homme d'ailleurs. La loi de la nature est de s'en passer.

---

1. Voyez mes livres où je présente ces bons sucres : *Le Miel et les produits de la ruche*, aux éditions Médicis ; *L'apprentissage de la nutrition au quotidien : 265 assiettes sans fausse note*, aux éditions Dangles, (dans les premières pages).

OÙ TROUVER DES PHYTO-ŒSTROGÈNES DANS L'ALIMENTATION

Que l'on soit en phase de préménopause ou de ménopause, il convient de s'intéresser de près aux phyto-œstrogènes afin de prévenir les inconvénients pouvant survenir à la ménopause. Les phyto-œstrogènes sont des œstrogènes issus des végétaux. Les œstrogènes que l'on trouve dans l'alimentation vont avoir une action dans l'organisme ressemblant à celles des œstrogènes humains.

Vous allez être étonnés du fait que, vraisemblablement, vous mangez déjà des phyto-œstrogènes sans le savoir.

Il existe trois catégories principales de phyto-œstrogènes. Voici les principaux aliments où les trouver.

Aliments	Phyto-œstrogènes présents
· luzerne · choux de Bruxelles · graines germées, pousses de soja	coumestanes
· légumineuses : graines et fèves de soja, lentilles, pois chiches · oignon · citron, clémentine, pamplemousse, pomme, raisin · huile d'olive · thé vert, thé noir, bière · trèfle rouge	isoflavones parmi les plus efficaces
· graines de lin surtout (pas l'huile), puis graines de céréales : son, seigle, sarrasin, millet, soja, avoine, orge, riz · ail, oignon · pomme, poire, cerise, canneberge · huile d'olive · thé vert, thé noir, bière	lignanes

On bénéficie d'une biodisponibilité et d'une assimilation optimale des phyto-œstrogènes lorsque l'on dispose d'une flore intestinale de qualité, que l'on évite si possible les laxatifs et les antibiotiques qui la perturbent fortement.

D'autres produits naturels comme sources de phyto-œstrogènes

On ne peut pas oublier la sauge. En plante ou huile essentielle, elle aide dans tous les problèmes de règles irrégulières et/ou douloureuses. À la ménopause, elle intervient dans tous les symptômes et notamment les bouffées de chaleur.

L'*actea racemosa* accompagne tous les désagréments de cette période de la vie.

Le *viburnum* de nos jardins sera aussi de la partie.

Le **varech** est une algue marine, riche en iode, qui aidera à ne pas prendre trop de poids. C'est aussi un diurétique doux.

La **prêle des champs** fait l'objet de tout un chapitre dans cet ouvrage. Elle tonifie le système génito-urinaire.

LA DHEA

Je sens que je vais intéresser du monde, bien que le soufflet soit un peu retombé, les médias ayant trouvé d'autres « chats à fouetter » (les pauvres bêtes, depuis le temps !).

Nos Dames cherchent à effacer de leurs visages les indicibles outrages du temps. Depuis que nous avons appris que cette hormone baissait l'âge avançant, nous avons eu l'idée lumineuse de combler cette carence. Dommage qu'on ne l'ait pas fait avec l'intelligence !

Et la DHEA est devenue une pop star

Un phénomène de société, une croisade, une profession de foi ! La déshydroépiandrostérone, car telle est son nom – facile à retenir pourtant –, est une hormone produite par notre organisme, tout simplement. Il en fait des choses savantes ! C'est un dérivé de ce cholestérol que les temps modernes exècrent, par l'action des surrénales (une de plus !). Elle est à son paroxysme entre vingt et trente ans puis s'amenuise inexorablement. Les hommes en fabriquent 30 % de plus que les femmes.

Les hormones substitutives de synthèse à la ménopause ayant fait fureur, on tenta alors d'en faire de même.

Le Pr Étienne-Émile Beaulieu, en 2000, aurait prouvé, chez des femmes âgées entre soixante-dix et quatre-vingts ans, prenant 50 milligrammes de DHEA par jour, une amélioration de la **densité osseuse** et de la libido. Attention mesdemoiselles, rangez vos fiancés ! On démontra aussi un embellissement réel de la peau.

Et le monde entier s'emballa ! Le Pr Beaulieu avait beau rappeler les dangers d'une supplémentation hasardeuse, les nouveaux beaux et belles couraient. 100 000 sites s'ouvriront à vos yeux hagards si vous tapez « DHEA » sur un moteur de recherche. Les mines d'or de ce produit longtemps « interdit » sont aux États-Unis et accessibles par Internet, comme d'habitude. Maintenant, nous en trouvons en pharmacie sur prescription médicale justifiée.

Et notre AFSSAPS écrivit

L'Agence française de sécurité sanitaire des produits de santé (AFSSAPS) a émis un avis ainsi : « Au vu de l'analyse du groupe d'experts, l'AFSSAPS considère que l'utilisation de la DHEA doit être assujettie à la réglementation du médicament et qu'une information des professionnels de santé et du public doit être faite. » Le ministre de la santé Bernard Kouchner mit la DHEA au rang des médicaments. Fin de l'insoutenable attente.

Qu'est-ce qui est prouvé ?

Les effets ont été surtout constatés sur des rats, preuve que l'on extrapole facilement - profits obligent - à l'homme. Les experts contestent même les tests du Pr Beaulieu et ne concluent pas à une réelle avancée, sauf cas particuliers comme le lupus. Ils préviennent même que les dangers existent à consommer de la DHEA sans raison médicale et analyse sérieuses.

La prise de DHEA peut stimuler des cancers du sein, de la prostate. Il vaut mieux aussi veiller à un meilleur bon cholestérol, s'il est mauvais, que de prendre cette DHEA.

L'effet sur la libido serait surtout psychologique - ce qui n'est pas négligeable en ces domaines -, la supplémentation en DHEA pouvant agir sur l'impression de bien-être quand les surrénales « marchent mieux », quand on prend de l'âge. Petit aparté : des hommes âgés, un peu en manque de désir sexuel (c'est bien normal) sont déçus quand leurs résultats d'analyse de la testostérone ne concluent pas à une carence : l'espoir s'envole.

Pour l'instant, rien n'est démontré quant à la diminution des effets de la vieillesse, et les autorités compétentes ne recommandent pas la prise de DHEA.

Une pop star déchue

On n'en parle plus du tout !

On peut toujours acheter de la DHEA par Internet, mais c'est illégal. Pour obtenir une ordonnance médicale, il faut d'abord analyser le niveau dans le corps. Si ce niveau est bas, on peut en prendre. Mais ne vous attendez pas à des miracles. Cette hormone stimulera vos surrénales comme ferait la gelée royale, la plante guarana et d'autres. Sachez que lorsque vous vous arrêterez d'en prendre (il faut bien s'arrêter un jour), il faudra prévoir quelques semaines de déprime (témoignages reçus). À vous de voir !

LE YAM « HORMONE » VÉGÉTALE DE REMPLACEMENT

Certaines femmes préfèreront utiliser un apport hormonal « plus naturel ».

Le yam est une plante tropicale d'Amérique centrale. Il est utilisé, depuis les temps les plus anciens, dans les régions tropicales du globe. Les Aztèques et les Mayas utilisaient le *wild yam* pour soulager les douleurs ovariennes et menstruelles.

Les symptômes liés à la ménopause sont diminués, voire supprimés.

On utilise le yam comme « hormone féminine » en cas de besoin.

Certaines femmes ayant des difficultés pour avoir des enfants y ont recours avec succès.

Les tubercules de yam sont particulièrement riches en amidon et en phytohormones. Ils contiennent en effet des précurseurs d'hormones naturelles, principalement la diosgénine, précurseur de la progestérone. Cette hormone est déficitaire chez la femme en période de préménopause. En cas de déficience, quelle qu'elle soit, le yam viendra la corriger.

Attention : l'utilisation du yam peut être associée à un traitement hormonal médical mais ne peut pas se substituer à lui sans avis médical.

Sa consommation est déconseillée chez la femme enceinte ou en période d'allaitement.

Cette plante possède beaucoup d'autres propriétés bienfaisantes : elle améliore le confort articulaire, le confort respiratoire et elle est aussi conseillée pour les excès de graisses.

Les MOTS-CLÉS ici sont : hormones naturelles, hormones féminines, aménorrhée, troubles des règles, régulation des règles, troubles hormonaux, ménopause, préménopause, difficulté à avoir un enfant, douleurs de règles...

Voyez à ce sujet la présentation de cette plante extraordinaire sur le site que j'ai créé[1].

---

1. Le yam sur mon site www.lesclesdelasource.com à la page : http ://www.lesclesdelasource.com/vente_yam_hormone_vegetale_feminin. html

CHAPITRE 8

LE CALCIUM

PRENDRE DU CALCIUM

Préambule

Voilà l'inconscient collectif qui arrive en trombe !

- Sans lait pas de calcium
- Le fromage est obligatoire
- Ailleurs il n'y a pas de calcium
- Bla-bla-bla...

Heureusement qu'on a inventé le copier-coller pour ceux qui n'ont pas eu le courage d'apprendre !

Alors que j'avais été invité à une heure d'interview sur un plateau de télévision de la TNT et qu'en taxi je m'en retournais à la gare, je faisais plus ample connaissance avec une journaliste ayant participé à l'émission, à la suite de l'écriture d'un ouvrage. Mon amie demanda alors à notre « consœur » quelle avait été sa formation pour ainsi dialoguer sur ces notions d'hygiène vitale et de santé. Elle nous répondit qu'on trouve tout sur Internet.

Calcium et vitamine D

On est certain – car c'est démontré – que le calcium, s'il se métabolise, associé à la vitamine D, a un effet bénéfique pour éviter l'ostéoporose.

L'apport de calcium est capital pour la croissance. La période de la première jeunesse est primordiale pour la fabrication des os et du squelette. Toute carence en cette période ne se rattrape guère.

La nature a bien fait les choses. Le lait est alors utile car l'organisme n'est pas encore altéré par une acidose excessive, quoique la religion Coca-sucreries commence tôt de nos jours. Il se trouve aussi que l'estomac fabrique des bioferments dans l'estomac du petit enfant (jusque l'âge de trois ans environ) afin de bien digérer et désacidifier le lait.

À l'âge de la ménopause et de l'andropause, la densité osseuse décroît et on doit la suppléer. Il faut apporter chaque jour un à deux grammes de calcium et veiller à ce qu'il soit biodisponible : 800 UI (unités internationales) de vitamines D est le chiffre le plus souvent indiqué. Je sens qu'on va avaler dans les chaumières des sardines, noisettes, crevettes, amandes, figues... C'est délicat car c'est la période de la vie où on a accumulé trop d'acides partout. L'heure est au nettoyage alors !

Les recommandations des experts

Elles sont systématiquement revues à la hausse. Elles sont passées de 800 milligrammes à 1 200 milligrammes par jour, voire plus.

L'alimentation comporte théoriquement, chez les gens convenablement nourris, les doses suffisantes de calcium. Par contre, les os en manquent souvent. Il y a quelque chose à fouiller...

On trouve en effet l'ostéoporose en plus grande proportion dans les pays occidentaux qui ingèrent les plus grandes quantités de calcium.

Hélas, on ne s'intéresse pas suffisamment aux pertes urinaires. Le Pr Christian Remesy, directeur de recherches et directeur de l'unité Maladies métaboliques et Micronutriments de l'INRA écrit en avril 2000 : « En théorie, le calcium libéré pourrait suffire au maintien de l'anabolisme osseux. En théorie seulement, car le calcium fuit dans les urines. Or, le discours de prévention n'est pas suffisamment focalisé sur le contrôle de ces pertes urinaires. On connaît pourtant deux grands facteurs nutritionnels d'hypercalciurie, qui sont particulièrement fréquents dans le pays occidentaux : l'excès de chlorure de sodium et l'excès d'apport protéique. »

En terme de bilan calcique, les choses sont relativement simples : l'absorption digestive du calcium sert à compenser les pertes urinaires. C'est un point essentiel car si celles-ci n'étaient pas compensées par l'apport digestif, elles le seraient par le catabolisme de l'os, ce qui accélérerait sa détérioration.

Augmenter les apports en calcium sans se préoccuper des pertes urinaires équivaut à augmenter le débit d'eau dans un bassin qui fuit. Au plan physiologique, on ne peut pas, bien sûr, supprimer totalement les pertes calciques. Mais de là à ne mettre l'accent que sur les apports... c'est un pas que bien des discours nutritionnels ont franchi par facilité ! Consommer plus de 1 000 milligrammes de calcium par jour pour combler les 100 à 150 grammes de fuites urinaires quotidiennes, sans se préoccuper des facteurs contrôlant les pertes urinaires de calcium, et en particulier le rôle des produits végétaux riches en potassium et consommés en excès, ne semble donc pas très rationnel...

C'est sans doute pour cette raison que la recherche s'intéresse de plus en plus aux facteurs nutritionnels. Grâce à ces travaux, on devrait ainsi disposer de conseils alimentaires plus efficaces pour la prévention de l'ostéoporose et facilement observables par la majorité de la population.

Ou trouver le calcium surtout ?

Précipitez-vous sur ces aliments, classés par apport décroissant de ce précieux calcium[1] :

Avant d'attaquer cette précieuse liste ci-après, sachez que les algues marines ont de fortes teneurs en calcium. Citons pour l'exemple l'algue « dulse » dont la teneur en calcium est vingt fois plus élevée que celle du lait. C'est assez incroyable ! Tournez-vous aussi vers les graines germées, dont les plus riches sont le sésame, la moutarde, le brocoli, les choux (graines germées)[2].

---

1. On trouve aussi cette liste classée, dans notre livre *Le Lait, ami ou ennemi*, aux éditions Médicis.

2. Voyez nos livres très appréciés de nos lecteurs (en tête de nos ventes et réédités) : *Les Graines germées. Une mine immense de vitalité* et *Les Algues alimentaires. Riches légumes de la mer*, aux éditions Médicis.

	en mg pour 100 g		
Sardine	380	Haricot sec	120
Chou vert	350	Épinard	104
Amande	250	Fenouil	100
Soja en graines	250	Chocolat	100
Cresson	210	Olive	95
Persil	200	Huître	90
Noisette	200	Moule	90
Crevette	200	Lentille	80
Escargot	170	Abricot sec	80
Figue sèche	160	Datte	62
Pissenlit	150	Noix	61
Pois chiche	148	Figue fraîche	60
Poudre de cacao	140	Flétan	60
Jaune d'œuf cru	135	Œuf entier cru	52
Pistache	130	Brocoli cru	50
Œuf de poisson	130	Brocoli bouilli	40
Graine de sésame	125	Raisin sec	40
Lait de vache	125		

Suivent ensuite les autres laits végétaux qui en contiennent des quantités significatives.

Beaucoup de nutriments devancent le lait. Nous ne sommes donc pas privés de calcium. La véritable question n'est pas d'avaler du calcium, ce que nous faisons tous très bien dans nos pays de nantis, la véritable question est de savoir comment notre corps l'assimile. Nous le répéterons encore et toujours, car certaines théories ont la vie dure !

Normalement l'alimentation suffit mais on peut apporter des compléments

Le calcium de l'alimentation est beaucoup mieux assimilé que les autres sources. Mais les Français aiment tant les médicaments (champions du monde tout de même !) qu'ils ont recours aux petites pilules.

LES SELS DE CALCIUM

Les sels de Schüssler

Ce sont des complexes homéopathiques (nous y reviendrons). Ces sels correspondent aux douze éléments principaux contenus dans les tissus humains. Selon la théorie émise par le médecin allemand Schüssler à la fin du siècle dernier, dans les tissus composant le corps humain existent des principes organiques qui n'ont qu'un rôle secondaire et des principes minéraux qui ont un rôle primordial dans l'action cellulaire. Toutes les fonctions des organes et des tissus seraient ainsi réglées par un mouvement moléculaire des substances minérales. Tant que le mode d'action de ces substances n'est pas troublé, le corps se trouve en état de santé. Toute perturbation entraîne un déséquilibre qui, à son tour, provoque la maladie. Le but de cette thérapie est de restaurer les fonctions normales des cellules.

Ces sels de Schüssler sont ordinairement administrés en comprimés ou en trituration, généralement en 6 DH.

On choisit l'un des douze sels en fonction de la carence ou la maladie que l'on a :

- *Calcium Fluoratum*
- *Calcium Phosphoricum*
- *Calcium Sulphuricum*
- *Ferrum Phosphoricum*
- *Kalium Chloratum*

- *Kalium Phosphoricum*
- *Kalium Sulphuricum*
- *Magnesium Phosphoricum*
- *Natrum Chloratum*
- *Natrum Phosphoricum*
- *Natrum Sulphuricum*
- *Silicea*

On aura remarqué le mot « calcium » (*calcarea*) dans bon nombre de formules. En cas de déminéralisation et d'ostéoporose la figure imposée est cependant *silicea*, la silice. L'administration de silicium (organique colloïdal de préférence) stimule la minéralisation de la trame osseuse.

Pour information hors sujet afin de vous aider à comprendre, pour le diabète on associera spécifiquement : *silicea, natrum phosphoricum, natrum sulfuricum, natrum muriaticum, magnésia phosphorica.*

Pour la déminéralisation, la tendance à l'ostéoporose, je propose l'association suivante :

Sels de Schüssler 60 g 6 DH aa QSP

- *Silicea*
- *Magnesia phosphorica*
- *Natrum muriaticum*
- *Kalium phosphoricum*
- *Calcarea phosphorica*

Mais là encore, cela dépend de la personne et de son profil global.

Les sels calcaires naturels

- Les sels calcaires nutritifs des laboratoires Weleda.
  Ce sont des substances homéopathiques ; Apatite D, *Cucurbita flos* D2, *Conchae* D1 et *Quercus cortex* D3, en poudre orale par boîtes de 50 grammes.

- L'Aquacalcium d'Aqualab.
  C'est un composé d'algues marines, qui fournit un complexe organo-minéral d'origine naturelle qui permet de répondre aux besoins quotidiens. **Aquacalcium** contient 100 milligrammes de calcium par comprimé. Il est composé de *Lithothamnium calcareum, Fucus vesiculosus, Himanthalia elongata.*
- Le PMH d'Aqualab est plus polyvalent.
  Le **Plasma Marin Hypertonique (PMH)** est une synergie naturelle de minéraux et d'oligo-éléments contenus dans l'eau de mer. Il apporte à l'organisme ces minéraux et ces oligo-éléments sous une forme complète équilibrée et assimilable. C'est un produit d'origine naturelle, exempt de tout additif, élaboré à partir d'eau de mer sélectionnée pour sa pureté et sa teneur en ingrédients utiles.
- Le Quinton ou sérum ou plasma ou eau de mer de Quinton (différents laboratoires) tient son nom de René Quinton, naturaliste biologiste né en 1866 et mort en 1925.
  Ce supplément minéral liquide **apporte à l'organisme la totalité des minéraux et oligo-éléments contenus dans l'organisme pour son fonctionnement, dans des proportions** qui s'apparentent de très près à la composition du plasma humain, **les rendant ainsi assimilables à 100 %.** Il **n'y a pas d'assimilation correcte des vitamines sans cet équilibre.**
- La poudre de Dolomite
  La dolomite minérale est un carbonate de calcium et de magnésium. C'est l'élément essentiel de la dolomie, roche typique des Dolomites (Italie).

Les sels calcaires chimiques

On trouve le calcium dans cette rubrique sous les formes suivantes :

- Citrates et carbonates, alcalins et alcalinisants, qui contribuent donc, en outre, à désacidifier les cellules. Ils entrent dans la composition

d'un certain nombre de médicaments et complexes. On trouve les citrates de calcium dans la composition d'Acty8[1].
- Nombreux médicaments chimiques en pharmacie...

Le complexe polyvalent Acty8

Pour à la fois désacidifier, reminéraliser, bénéficier des bienfaits notamment du calcium sous la forme optimale, nous avons créé ce complexe composé de :
- citrate de calcium
- citrate de magnésium
- citrate de potassium
- gluconate de zinc
- gluconate de manganèse
- levure de sélénium
- gluconate de cuivre
- chlorure de chrome

Désacidifier

Ces trois citrates désacidifient les cellules, c'est le rôle principal de ce complément. Cette désacidification va permettre le métabolisme des minéraux, du calcium. Elle va nettoyer les organes émonctoires et permettre une détoxination accélérée. Nous nous répétons afin que cet enseignement devienne un réflexe.

1. L'Acty8 est un complexe désacidifiant mis au point par l'auteur.

Minéraliser

En plus de désacidifier sous la forme «citrates», ces trois minéraux ont un apport spécifique:

Le **calcium** contribue à la calcification osseuse. Il intervient dans les affections osseuses et dentaires et en cas d'ostéoporose. Sa carence peut générer de l'émotivité, de l'angoisse et de l'insomnie. Il lutte contre l'atonie de l'estomac et de la vésicule biliaire, et évite ainsi un état d'acidité du tube digestif. Et il combat l'arthrose et les rhumatismes.

Le **potassium** intervient en cas de rhumatismes, ou de polyarthrite chronique. Il contribue à l'élimination des toxines et il stimule les fonctions des surrénales (rôle prépondérant dans notre sujet). Il lutte contre la fatigue. Il contribue à régulariser le rythme cardiaque, la production d'énergie et à réduire la tension. Il permet une meilleure transmission électrique du système nerveux du cerveau, évitant ainsi la confusion mentale.

Le **magnésium** est un nutriment des cellules nerveuses, il protège du stress et de la dépression, il prévient les crampes musculaires, les problèmes de prostate. Il est indispensable à la formation des os, des protéines et des acides gras. Il joue un rôle vital dans la prévention des crises cardiaques, atteintes coronaires et thromboses. Il assure une lutte importante contre les surcharges graisseuses qui envahissent le foie.

Le **zinc** est un grand antioxydant, qui joue un rôle prépondérant dans le traitement du diabète, de l'obésité, du surpoids, et de tous les problèmes sexuels. Il régule le sucre sanguin. Il donne une bonne énergie vitale et sexuelle à l'homme et la femme.

Il permet de bien cicatriser. Acné, ongles fragiles, cheveux ternes ou perdus, vilaine peau montrent notre carence. Le tabac, le café, le thé, l'alcool, les diurétiques, le stress, le raffinage de l'alimentation créent notre pénurie en zinc. Ce grand antioxydant réduit l'oxydation, donc le vieillissement prématuré (rhumatismes).

Le **sélénium** est un puissant anti-radicaux libres. Il ralentit le vieillissement et les scléroses. Il est très intéressant dans toutes les maladies de dégénérescence comme le cancer, les maladies cardio-vasculaires, toute dégénérescence de tissus. Il accroît notre libido, notre puissance sexuelle (évitez d'oublier d'un coup notre sujet !). Il entretient le cerveau pour éviter dépression, humeur fragile, anxiété. Il nous garde une bonne vue. Il est primordial pour la fabrication de nos enzymes, hormones thyroïdiennes. Peau, reins, intestins en ont besoin.

Le **manganèse** a une action sur les problèmes d'articulations. Il crée le bon métabolisme des sucres. Il est utile en cas de migraines, d'eczéma. Il intervient dans toutes les allergies. On en a besoin contre l'asthénie et la dépression. Le sang, les muscles, les os, le système nerveux le réclament. Il est utile pour vaincre l'ostéoporose, la perte de mémoire, l'impuissance.

Le **cuivre** renforce le système immunitaire, équilibre la formule sanguine. L'organisme en a un besoin renforcé en cas d'inflammation, infection, douleur, fièvre, anémie, arthrite. Les os, la peau, les tendons, les vaisseaux sanguins ont besoin de cuivre.

Le **chrome** intervient dans l'utilisation des sucres et des graisses. Il a un rôle réel en cas d'excès de sucre. Son apport est donc utile à tous et en particulier aux diabétiques, obèses ou personnes ayant des problèmes de poids. Son aide est précieuse dans les maladies cardio-vasculaires.

Accompagnez ce complexe d'un bon draineur et vous multiplierez l'effet de désacidification et de lutte contre l'ostéoporose.

CHAPITRE 9

LES VITAMINES

LA VITAMINE D A SON RÔLE À JOUER

L'être humain a deux possibilités pour trouver de la vitamine D, essentielle dans la minéralisation des os.

En se mettant au contact du **soleil**, il permet au corps de la synthétiser grâce à un travail fait par la peau en interaction avec les ultraviolets de l'astre solaire. Cependant, ce processus de métabolisation ralentit en vieillissant. Les risques d'ostéoporose et de fracture des os augmentent alors.

La deuxième voie provient de la **nourriture**.

Où la trouver dans l'alimentation ?

- Dans les poissons gras tels que le maquereau, la sardine, le saumon, le thon, le flétan, le hareng, le foie de morue et sa fameuse huile.
- Dans le jaune d'œuf.

Le secret de la réussite de son assimilation proviendrait cependant essentiellement de la réussite de la synthèse qu'effectue notre peau lorsque nous sommes au soleil.

Des études scientifiques

Sept études portant sur un total de plus de 68 000 hommes et femmes ayant en moyenne soixante-dix ans ont été passées au crible de chercheurs. Ces études analysaient l'impact d'un apport en vitamine D prise seule ou associée à du calcium. La conclusion est qu'associée à du calcium, la vitamine D est utile en cas d'ostéoporose, sinon elle ne l'est pas. La synthèse révèle en effet que lorsque l'on prend de la vitamine D avec du calcium, le risque de fracture osseuse diminue. Et cela est le cas indépendamment de la survenue de fractures antérieures et quel que soit le sexe. À l'inverse, on n'observe aucune efficacité lorsque la vitamine D est prise seule, et cela quelle que soit la quantité absorbée.

Il convient donc d'associer vitamine D et calcium afin de prévenir les risques d'ostéoporose, et aussi de combattre cette maladie si elle est déjà installée.

Conseils pour tous

Sortir au soleil, ou au moins prendre le soleil au balcon, à la fenêtre.

Conseils supplémentaires

- Prendre un supplément de vitamine D.
- Dosage : 400 unités internationales (UI) ; on peut monter jusqu'à 800 pour les personnes âgées.

Rentrons dans le détail.

On distingue différents types de vitamines D

- La vitamine D ou calciférol.
  Son rôle intervient déjà dans les intestins où elle permet l'absorption du calcium mais aussi du phosphore. Elle contribue ensuite à leur fixation dans les os, permettant ainsi au squelette de maintenir sa solidité.
- La vitamine D2 ou ergocalciférol.
  Elle est fabriquée à partir de provitamine D2 ou ergostérol, métabolisée par la lumière du soleil au niveau de la peau.

- La vitamine D3 ou cholécalciférol.
  C'est à partir du cholestérol qu'elle est synthétisée. Sur la peau, les ultraviolets vont permettre la formation de la vitamine D3 grâce aux dérivés du cholestérol trouvés dans l'organisme. Cet apport varie selon l'exposition au soleil et donc en fonction de la région, de la saison, de l'ensoleillement (plus ou moins voilé par les nuages), et aussi la qualité de la peau, à savoir son épaisseur et sa pigmentation.
  La vitamine D3 est absorbée avec des graisses dans l'intestin grêle puis envoyée dans la circulation sanguine. On la trouve dans les aliments d'origine animale tels que les poissons gras, l'huile de foie de morue, le jaune d'œuf, les produits laitiers, notamment le lait, le beurre d'été, le fromage, le foie de veau, les œuf durs...

LES AUTRES VITAMINES UTILES

- **La vitamine D** à laquelle tout un chapitre est consacré dans ce livre
- **La vitamine A** et bêtacarotène (proVitamine A) appelée chimiquement rétinol, rétinal (dans la rétine), acide rétinoïque (dans les os et les muqueuses), palmitate de rétinyle (stocks faits par le foie). Elle vient aussitôt après la vitamine D en importance. Elle assure la croissance et surtout la formation du squelette. De plus, elle agit sur la vision nocturne, la qualité de la peau, l'hypertension, les infections respiratoires, la vieillesse.
  L'apport journalier recommandé est de 800 microgrammes.
  Mangez des carottes crues et vous n'en manquerez pas. Les épinards, abricots, légumes et fruits très colorés vous en donneront. Du côté animal, voyez : bœuf, foie, œufs.
- **Les vitamines du groupe B.**
  - B2 : la riboflavine. Elle est aussi nécessaire à la croissance. De plus, elle agit sur la vision, l'énergie, les crampes musculaires, la dégénérescence. L'apport journalier recommandé est de 1,6 mg.

- B3 ou PP ou nicotinamide : c'est la vitamine de l'énergie. Elle contribue au transport de l'oxygène. Elle est importante dans la circulation sanguine. Elle joue un rôle sur la peau, la protection cardio-vasculaire, l'utilisation des matières grasses. L'apport journalier recommandé est de 18 mg.
- B6 ou pyridoxine : elle est le métabolisme des acides aminés. Elle empêche la formation des calculs rénaux. Elle intervient en cas de fatigue et d'anémie, d'assimilation des sucres, de douleurs musculaires, de migraines ; elle protège l'immunité et le système nerveux et est nécessaire au métabolisme du magnésium. La vitamine B6 est souvent en carence à 80 % ! Plus on mange de viande, plus on en manque. L'apport journalier recommandé est de 2 mg.
- B11 : la vitamine de l'appétit. Elle évite la maigreur.
- B12 ou cyanocoba-lamine : anti-anémique par excellence, elle est offerte par la viande. Elle contribue à la formation des globules rouges, elle stimule la croissance, participe au métabolisme du fer, et est utile en cas de poliomyélite. L'apport journalier recommandé est de 1 µg.

Les vitamines du groupe B ont beaucoup d'importance ici, vous l'avez compris, même si les vertus que je vous ai citées n'ont pas toujours de rapport immédiat avec notre sujet.

La levure de bière revivifiable en est le plus grand fournisseur. Elle est aussi très riche en acides aminés, en fer, potassium et phosphore. C'est un champignon microscopique que l'on trouve sur la peau des fruits et dans le moût de la bière. En outre, elle possède des substances antibactériennes qui permettent son utilisation en cas d'infection, à staphylocoques en particulier. Elle stimule les défenses de l'organisme et permet une prévention des pathologies hivernales à répétition. Elle permet la reconstitution d'une flore intestinale perturbée, elle est conseillée en cas de constipation et peut être utilisée en accompagnement des traitements antibiotiques.

La levure revivifiable est la plus active car elle contient 1 milliard de levures vivantes au gramme.

Les graines germées[1] sont de bons fournisseurs de vitamines B aussi.

- **La célèbre vitamine C** ou acide ascorbique. Son rôle de désoxydant assure une santé de fer. On la trouve dans les fruits et légumes verts crus. L'apport journalier recommandé est de 60 mg. C'est l'une des principales nourritures des microzymas (présents dans le sang) qui fabriquent les cellules.
- **La vitamine E** est aussi un antioxydant, évitant la stérilité. Les céréales germées en regorgent.

1. Voyez l'ouvrage de Nathalie et Jean-Marie Delecroix, *Les Graines germées. Une mine immense de vitalité*, éditions Médicis.

CHAPITRE 10

L'HOMÉOPATHIE ET L'ORGANOTHÉRAPIE

L'HOMÉOPATHIE – ENCORE – AU SERVICE DE L'OSTÉOPOROSE

L'homéopathie ne suit pas la logique de l'allopathie. Aussi tel médicament ne soigne pas telle maladie. Mais tel remède aide telle personne dans sa globalité, y compris psychologique.

Les remèdes homéopathiques comportent ce qu'on appelle des modalités. S'il est vrai qu'en 4 ou 5 CH tel remède a un peu une logique allopathique (je sens déjà les foudres de M. Hanneman me clouer sur place), en général il faut tenir compte de ces conditions. Exemple : une personne « du type *natrum muriaticum* » aime la solitude. Si vous ne la supportez pas, cela m'étonnerait que ce remède merveilleux vous améliore (de 7 à 30 CH).

Je vais synthétiser à outrance pour que vous puissiez l'utiliser. Si vous protestez, allez quatre années durant sur les bancs prestigieux de la Faculté apprendre sérieusement tout cela, comme j'y ai eu droit. C'était « émerveillant ! »

- Les DH apportent « de la matière ».
- En 7 CH, on s'occupe des niveaux fonctionnels.
- En 9 CH aussi mais avec un coté plus psychologique, plus ancien, plus profond associé.
- En 30 CH quand c'est profond, chronique, très ancien, global, etc.

D'abord les remèdes de fond de la déminéralisation

- *Natrum muriaticum.*
  - C'est le sel marin, le chlorure de sodium.
  - Ses mots-clés sont : dénutrition - maigreur - déshydratation - chagrin - solitude.
  - En ce qui nous concerne : ostéoporose - douleurs du rachis, des lombaires (déminéralisation) - retard de croissance.
  - Le sujet est amélioré par : le grand air - la transpiration. Il rajoute du sel systématiquement (manque de minéraux).
  - Aggravé par : le bord de la mer (il y a du sel) - la chaleur, le soleil, l'été malgré sa frilosité - l'excès de sel - le chagrin - la consolation.

Donc un grand remède de l'ostéoporose suivant le tempérament : déshydratation, dénutrition, déminéralisation, solitude...

- **Silicea**
  - C'est la silice.
  - Ses mots-clés sont : faiblesse - maigreur - extrême frilosité - hyperesthésie - décalcification - rachitisme - squelette grêle - caries.
  - En ce qui nous concerne : ostéoporose - déminéralisation - décalcification - rachitisme - squelette fragile et mince - dents petites - déformations du rachis - fractures fréquentes - os petits - ostéite.
  - Le sujet est amélioré par : la chaleur - l'été - les vêtements chauds.
  - Aggravé par : le froid, l'hiver, le peu de vêtements - les vaccinations, les maladies - la nouvelle lune - les règles - l'arrêt de la transpiration des pieds.

Donc un grand remède de l'ostéoporose suivant le tempérament : frilosité, faiblesse, fragilité, rachitisme...

Je rappelle qu'on ne donne pas ces remèdes homéopathiques et notamment silicea à n'importe qui, sans savoir...

Ensuite les remèdes de la ménopause

« Remèdes » ai-je écrit : la ménopause n'est cependant pas une maladie. Ces médications peuvent aider.

On entrera moins dans les détails des modalités, dans ce qui suit.

Lachesis

C'est le venin de serpent.

Ses mots clés qui nous concernent sont : ménopause - bouffées de chaleur - intolérance aux lieux chauds, besoin d'être éventée (femmes surtout) - hypertension - loquacité incessante - femmes étouffantes - alcoolisme.

Efficace chez une personne plutôt grasse et pléthorique (je sais, ce n'est pas flatteur comme description, mais tellement parlant).

Sulfur

Ressemble à *Lachesis* quant à ses aspects de crainte de la chaleur. C'est une personne qui a toujours trop chaud, qui sort les pieds du lit, qui aime manger, qui transpire beaucoup. Mais c'est moins un remède de la ménopause.

Ensuite les remèdes de la désacidification et du nettoyage

Viennent maintenant les grands ténors homéopathiques qui « nettoieront » les organes émonctoires, afin que ceux-ci fassent encore mieux leur travail de drainage et de désacidification, en conséquence de reminéralisation du corps.

J'ai nommé :

Voici les mots clés de ces grands remèdes homéopathiques classés par ordre d'importance décroissante :

- ***Berberis*** : très grand draineur du foie, de la vésicule biliaire et des reins - voies urinaires - urines chargées - gros mangeurs - coliques hépatiques - crise de goutte - rhumatismes - rougeurs de la peau

- ***Taraxacum dens leonis***: c'est le pissenlit dont il faut faire cure au printemps : grand draineur hépatique - insuffisance hépatique - ballonnements - goût amer dans la bouche - hypersensibilité de la langue - migraine - constipation - gros foie.
- ***Carduus marianus***: grand draineur du foie et de la vésicule biliaire - douleurs au foie - peau jaune - tendance à vomir.
- ***Chelidonium majus***: draineur du foie et de la vésicule biliaire - troubles hépatiques - gonflement du foie - douleur caractéristique à la base de l'omoplate droite.
- ***Solidago virga aurea***: grand draineur du foie - diarrhées - douleurs du foie et de la vésicule biliaire.
- ***Thuya occidentalis***: grand draineur de la rate - troubles digestifs - douleurs articulaires - après vaccination - angine, bronchite et sinusite récurrentes - verrue - hypertrophie de la prostate - polypes.
- ***Chrysantellum americanum***: hépato protecteur - draineur général - draineur du foie - cholestérol - calculs biliaires et rénaux.
- ***Lycopodium clavatum***: bon draineur et stimulant du foie en 7 CH - digestion difficile - dépression nerveuse - personne physiquement peu active - ballonnements - goutte - hypertension artérielle - hémorroïdes - infection urinaires - coliques - état coléreux.
- ***Hydrastis canadensis***: bon draineur général - gros foie - constipation - écoulements chroniques des muqueuses - rhinite - bronchite - sinusite.
- ***Sanguinaria***: douleurs du foie qui se prolonge du côté droit de la poitrine - douleurs névralgiques - migraines - diarrhées - nausées - vomissements - douleurs de la gorge - douleurs des os de la joue.
- ***Sarsaparilla officinalis***: douleurs articulaires - problèmes génitaux et urinaires - cystites - règles douloureuses avec mal de dos - tristesse - dépression - coliques néphrétiques - problèmes cutanés.
- Et d'autres…

En 3 ou 4 DH et/ou 7 CH.

Je vous présente « notre » draineur homéopathique, complexe utilisant les substances énoncées ci-dessus et ayant donc les mêmes applications : nettoyer et désacidifier le foie, la vésicule biliaire, les reins, la rate, le sang...

- **Le Draineur**[1].

Complexes homéopathiques

- **Rexorubia** est un complexe homéopathique de reminéralisation osseuse, de traitement du retard de croissance chez l'enfant, de coup de fouet dans ce sens. Il est composé de :
  - *Natrum sulfuricum* D3
  - *Silicea* D3
  - *Calcarea carbonica ostrearum* D2
  - *Calcarea iodata* D4
  - *Calcarea phosphorica* D2
  - *Natrum phosphoricum* D2
  - *Magnesia phosphorica* D2
  - *Ferrum phosphoricum* D2
  - *Rubia* D2
  - *Juglans regia* pulvérisation D2

Il se présente en pharmacie sous la forme de granulés (le goût est alléchant, c'est important pour des enfants) en boîte de 350 grammes (70 cuillères à café).

- **Ostéocynésine** de chez **Boiron** est utilisé dans les cas de carence en calcium, déminéralisation osseuse, troubles de la croissance chez l'enfant. On l'emploiera en période de consolidation des fractures et en convalescence.
  - *Calcarea carbonica* 3 DH
  - *Calcarea phosphorica* 3 DH
  - *Calcarea fluorica* 3 DH
  - *Sulfur iodatum* 4 CH

---

1. Pour plus d'informations sur le draineur, rendez-vous sur la page Internet : http ://www.lesclesdelasource.com/vente_draineur_nettoyage_drainer. html

- **Homéocalcyl** de chez **Boiron** est utilisé aussi pour les mêmes applications.
  - *Calcarea carbonica* 3 DH
  - *Calcarea phosphorica* 3 DH
  - *Calcarea fluorica* 3 DH
  - Surrénale 2 DH
  - *Silicea* 6 CH
  - *Arsenicum iodatum* 6 CH
  - *Sulfur iodatum* 6 CH
  - *Natrum muriaticum* 6 CH
- **Complexe Boribel n° 49** pour le même usage.
  - *Calcarea carbonica* D2
  - *Calcarea phosphorica* D2
  - *Calcarea fluorica* D2
  - *Silicea* D2
  - *Magnesia sulfurica* D2
  - *Natrum sulfuricum* D2
  - *Sulfur* D1
- **Complexe Lehning n° 80** pour l'arthrose.
  - *Rhus toxicodendron* D3
  - *Mercurius corrosivus* D4
  - *Nux vomica* D4 aa 60 %
  - *Manganum aceticum* D4
  - *Causticum* D6
  - *Colchicum* D4
  - *Aconitum* D2, aa qsp 40 %
- Des **complexes spécifiques** (du Dr Quemoun) pour lutter contre la déminéralisation, à commander en pharmacie aa QSP :
  - polyvalent :
  - *Calcarea phosphorica* 5 CH
  - *Calcarea carbonica* 5 CH
  - *Calcarea fluorica* 5 CH
  - *Silicea* 5 CH

- arthrose :
  - *Bryonia* 5 CH
  - *Rhus toxicodendron* 5 CH
  - *Arnica montana* 5 CH
  - *Hekla lava* 5 CH
  - *Calcarea fluorica* 5 CH
- fractures répétées :
  - *Symphitum* 5 CH
  - *Arnica montana* 9 CH

Et il en existe d'autres encore...

L'ORGANOTHÉRAPIE AU SERVICE DE NOS ORGANES

Le Dr Tétau écrit : « L'organe malade est de manière électorale sensible à des dilutions de son homologue sain. »

Au sein des biothérapies, l'organothérapie occupe une place particulière. Les produits utilisés sont des dilutions homéopathiques hahnemaniennes d'extraits tissulaires et glandulaires humains ou animaux. L'organothérapie stimule, restaure et rééquilibre l'organe atteint. Ces dilutions homéopathiques stimulent l'organe ou la fonction déficiente et l'aide à reprendre un fonctionnement normal.

L'un des avantages de l'organothérapie, et non des moindres, est d'offrir autant de remèdes qu'il y a d'organes, et même parfois de parties d'organe.

Bien que souvent fantaisiste au regard de la science moderne, l'ingestion de ces premiers organothérapiques et les résultats obtenus ont permis à cette technique de traverser les siècles.

C'est au XIXe siècle que l'organothérapie fait son entrée dans le répertoire homéopathique. À partir de 1904, elle gagne en notoriété grâce aux travaux de Bayliss et Starling. L'organothérapie repose sur cette base : l'organe agit sur l'organe.

Comment se prennent ces remèdes ?

En règle générale on prescrira :
les basses dilutions pour stimuler l'organe, les moyennes pour le réguler et les hautes pour le freiner.

Les organothérapiques peuvent être administrés en granules, en doses globules, en gouttes, ou en suppositoires, comme tous les autres remèdes homéopathiques. La posologie est variable mais une prise par jour convient parfaitement.

L'organothérapie agirait sur le corps éthérique à 5 % et sur le corps mental à 15 %. Le corps astral, porteur de l'énergie vitale (*prana*), participe à la gestion de nos organes profonds ; l'organothérapie agit à 75 % sur ce corps.

C'est une médecine exceptionnelle qui a des résultats étonnants.

Et dans notre cas : ostéoporose, déminéralisation, etc. ?

Certains de nos organes peuvent être déprimés, abîmés, paresseux... Il n'est pas facile de préconiser ici tel ou tel organothérapique, cela dépend des organes abîmés, paresseux ou bons à stimuler. C'est un travail de spécialiste.

Voici ce que nous avons cependant retenu ici dans l'offre organothérapique :

- Un problème hépatique se règlera par **Hépatine** 4, 7 ou 9 CH selon que le foie est en insuffisance (4), en besoin de régulation (7) suite par exemple à une hépatite virale ou non, en hyperactivité (9) à calmer suite à un dérèglement endocrinien ou neurovégétatif.

Un problème hépatique influera sur l'activité circulatoire et désacidifiante, importantes toutes les deux quant à notre sujet.

Je ne rappellerai plus cette logique 4, 7 ou 9 CH car c'est toujours le même raisonnement.

• L'arthrose par **Cartilage** 4, 7 ou 9 CH pour une arthrose profonde, commune, 7 CH selon coxarthrose. **Vertèbre** 4 ou 7 CH pour une arthrose vertébrale en phase d'attaque ou de consolidation. **Disci cervicales** 7 CH pour l'arthrose cervicale, **Disci lumbales** pour l'arthrose lombaire. **Disci dorsaux** pour les dorsaux, **intervertébraux... sacrés... coccygiens... Ligaments... Os spongieux... Méduloss** (moelle osseuse) 4 ou 7 CH selon le traitement d'attaque ou de fond de l'arthrose. Contre l'arthrose de la hanche: **Cartilage toxo-fémoral, Ligaments de la hanche.** Si vos tendons se rétractent: **Tissus tendineux.** Si c'est tout votre système articulaire qui a pris un coup comme en cas d'arthrite, d'inflammation des articulations[1]: **Ligaments articulaires** 4, 7, 9 CH, tout à la fois ai-je envie d'écrire (c'est une image). ***Parathyroïdinum*** 7 CH pour s'associer les bienfaits, quant à l'arthrose, d'un système endocrinien en bon ordre.

• Calculs de vésicule biliaire par ***cholium*** 4, 7 CH selon un besoin de relance après calculs, relance légère. ***fel sui*** 5 CH aussi pour relance de la bile.

• **Osséine** 4 ou 7 CH en cas de retard de consolidation des fractures ou arthrose générale, suite à fractures, ostéoporose ou terrain correspondant.

• En cas de retard de croissance, d'Alzheimer, de sénescence précoce, d'immunité à remonter: ***Thymusinum*** 4 CH, et pour stabiliser tout cela 7 CH.

Vous voyez, les possibilités sont nombreuses, et cette fois vous avez besoin d'un bon thérapeute et physiologiste à la fois.

---

1. Voir l'ouvrage de Nathalie St. Clair et Jean-Félix de la Montagne *L'Arthrose et les Rhumatismes. Combattre le vieillissement prématuré de vos articulations*, aux éditions Médicis.

CHAPITRE 11

LES OLIGO-ÉLÉMENTS

LES OLIGO-ÉLÉMENTS EN JEU DANS LA DÉMINÉRALISATION

Une petite précaution pour commencer

Il ne suffit pas de donner des oligo-éléments, vitamines ou autres pour que notre santé s'améliore. Ces choses-là ne sont utiles que si vous êtes en carence et que cette prise corrective comble donc les carences. Ce n'est pas parce que vous rajoutez du carburant d'excellente qualité dans votre belle auto que celle-ci marche mieux. Elle va marcher tout simplement si vous ajoutez du carburant dans votre réservoir vide.

Je sais que cela vous fait doucement rire mais c'est pourtant ce que tout un chacun fait en ingurgitant des compléments alimentaires, oligo-éléments et vitamines qui ne font le bonheur que de ceux qui les vendent.

Les oligo-éléments ne sont d'ailleurs pas en poids suffisant pour combler les carences. Ils vont tout au plus relancer le système en cas de carence, ce qui est déjà énorme !

En outre, si votre terrain est « à la déminéralisation », il y a toute chance que vous soyez en carence.

Cherchons-la ensemble

Les oligo-éléments du commerce pharmaceutique sont présentés le plus couramment en :

- granions du laboratoire Granions
- oligosols du laboratoire Labcatal

On utilise couramment:
- magnésium
- potassium
- manganèse-cobalt
- soufre
- fluor

Le **magnésium** est polyvalent, il ne doit pas manquer car il est le catalyseur de tous les métabolismes, toutes les réactions biochimiques. Il apporte sa contribution à l'appareil ostéo-articulaire. C'est un bon régulateur neuro-arthritique. Il intervient dans tous les troubles du métabolisme du calcium et de l'ossification, décalcification, déminéralisation, troubles de la croissance, rachitisme,... Il favorise la fixation du calcium et du phosphore.

La fuite du magnésium est organisée: les produits chimiques des cultures dites modernes en sont la cause. Mais il ne faut point trop en donner s'il n'est pas en carence car son excès nuit aux autres minéraux et à leur assimilation, comme à la vitamine D d'ailleurs.

Le **potassium**. Avec le magnésium c'est l'ami du cœur. Il participe aux fonctions des surrénales. C'est un diurétique énergique. Il nettoie le corps. C'est l'une des raisons pour lesquelles on conseille de manger beaucoup de fruits crus loin des repas. La cure de raisin, lequel en regorge, est excellente pour drainer et purifier, donc se revitaliser. L'arthrose, les rhumatismes chroniques évolutifs, les rétentions d'eau, sont des terrains où il agit avec succès.

Le **manganèse** est l'ami des articulations. Rappelez-vous le complexe Acty8: magnésium, potassium, manganèse! Avec le soufre, ils se complètent. Il intervient dans tous les états arthritiques. Le sang, les muscles, les os, le système nerveux le réclament. Il est utile contre l'ostéoporose, la perte de mémoire, l'impuissance.

Le **cobalt** régularise les systèmes sympathique et parasympathique. Associé au manganèse, il exerce son action sur les états neuro-arthritiques, les troubles circulatoires, les douleurs d'arthrose, l'urémie. Il agit sur les troubles hépatiques.

Le **soufre** ne s'emploie pas seulement quand on souffre, quoique! C'est un bon désensibilisateur universel. Il intervient dans les mécanismes hépatiques. Avec le manganèse, c'est le traitement de toutes les arthrites. On conseille les granions de soufre, avec les granions de cuivre, dans les crises de rhumatismes aigus.

Le **fluor** est de toutes les médications catalytiques des atteintes des os, de l'ostéoporose, du rachitisme, et des ligaments devenus hyper relâchés. Il modifie le terrain des mauvais métabolismes du calcium. Ainsi, il est utile dans les caries dentaires, les retards de croissance, les dystrophies des os, les troubles de la position de la colonne vertébrale, et... l'ostéoporose. Fermez le ban !

CHAPITRE 12

LES PLANTES

LES PLANTES QUI DRAINENT

Nos ancêtres étaient friands de plantes pour se soigner. Nous avons un peu oublié cette tradition au profit des médicaments modernes. Mais se soigner par les plantes reste d'actualité plus que tout. Certains médicaments sont d'ailleurs issus des plantes. Un effet rebond, un effet mode est présent depuis quelques années. Profitons-en. Cette médecine naturelle, chère à l'un des pères de la naturopathie, Hippocrate, s'appelle la phytothérapie. Point trop n'en faut. C'est tout un art de savoir quelle plante utiliser, quelle partie, comment, à quelle dose. On ne s'improvise pas phytothérapeute du jour au lendemain. Attention donc mesdames et messieurs à certains magazines, sites Internet, expériences personnelles, qui ne reflètent pas toujours la réalité quant à l'utilisation à bon escient des plantes.

Notre monde est un monde dirigé par l'argent. Les conseils prétendument avisés, les paroles d'experts sont malheureusement quelquefois biaisés, tronqués, car certains sont à la solde des laboratoires. Pour éclairer votre lanterne, rien de mieux que de vous adresser à des professionnels sérieux ayant fait leurs preuves et fiez-vous à votre propre ressenti. C'est notre intuition qui aidera vraisemblablement le monde. Réapprenez aussi à regarder la nature, à l'observer pour mieux comprendre le rôle des plantes.

Vive la modernité ! Nous bénéficions aujourd'hui de progrès techniques nous permettant d'avoir des plantes sous une forme concentrée permettant au principe actif une meilleure efficacité. On trouve les plantes sous forme de poudre en gélules, sous forme d'extrait en comprimés, sous forme liquide en ampoules, en extrait aqueux, en extrait fluide sans alcool. Cette dernière forme donne un résultat rapide immédiat. Sachez cependant que les plantes restent plus efficaces lorsqu'elles sont préparées en tisane, infusion, décoction. Les prendre en dehors des repas renforce leur action.

Allons découvrir ensemble certaines plantes qui vont nous aider dans le drainage de notre organisme et donc à nettoyer notre acidité, à vider le trop-plein de toxines et ainsi éviter ou aider à la réparation de l'ostéoporose et permettre une reminéralisation.

Les feuilles et les racines de cassis

Ce sont ses feuilles et ses racines qui nous intéressent pour leurs propriétés drainantes. Le cassis s'appelle aussi groseillier noir. C'est un très bon diurétique, très utile pour débarrasser l'organisme de l'acide urique et de l'urée qui se libèrent en plus grande quantité lorsque l'on fait une cure de nettoyage. Les reins, le foie et la rate lui disent merci pour son action stimulante dans leur rôle de drainage. Dans le cas de l'ostéoporose, de l'acidification, de la déminéralisation, il est d'une aide très précieuse en stimulant donc les organes émonctoires et en aidant au drainage des toxines disponibles, libérées dans l'organisme. Raison de plus pour l'utiliser si vous souffrez de rhumatismes, d'arthritisme, d'hypertension, d'artériosclérose, de parasites dans les intestins, de migraines, de calculs rénaux. On peut l'utiliser sous forme d'extraits fluides ou de décoction.

Exemple d'application en décoction :

Pour un jour :

- 1 litre d'eau
- 1 poignée moyenne de feuilles de cassis sèches ou non
- Faire bouillir 5 mn, puis laisser infuser (reposer à couvert hors du feu) pendant 20 à 30 mn.
- Faire des cures de 3 semaines. Arrêter 1 à 2 semaines puis reprendre si nécessaire.

Le radis noir

On s'intéresse ici à ses racines, c'est-à-dire ce que nous voyons habituellement sur les étalages des marchés et des magasins. C'est un nettoyant des organes émonctoires tels que les reins et le foie. Il est particulièrement adapté à la zone hépatique car il aide la vésicule biliaire à se nettoyer, il draine ses calculs ainsi que ceux du foie. La désacidification sollicitant beaucoup le foie, il est donc particulièrement recommandé. Il est aussi utile en cas de rhumatismes, d'arthrite, de goutte, d'eczéma, d'asthme, d'allergie et aussi d'affections pulmonaires. On le consomme tel quel, cru, râpé finement en salade, trempé dans un peu de lait végétal pour atténuer ses ardeurs, en sirop, en extrait ou suc, en ampoule.

L'artichaut

On a l'habitude de consommer ses bractées ressemblant à des feuilles, sorte d'intermédiaires entre la fleur et la feuille, mais qui botaniquement parlant appartiennent encore à la fleur. Or ce qui nous intéresse ici en phytothérapie et dans les opérations de nettoyage, ce sont ses feuilles à proprement parler. Elles sont formidables pour renforcer l'action de la vésicule biliaire qui, grâce à elles, va secréter davantage de bile et en plus va se nettoyer. Particulièrement appréciées du foie et des reins, les feuilles d'artichaut les aident à se nettoyer grâce à leurs propriétés diurétiques et hypocholestérolémiantes. Encore une fois, on se trouve en face d'une plante utile dans la désacidification du corps grâce à ses actions sur les organes émonctoires et plus particulièrement efficace en cas d'insuffisance hépatique. Elle agit aussi en cas d'obésité qui engendre des toxines, d'encrassement hépatorénal, d'excès de cholestérol, de rhumatismes, d'artériosclérose, de goutte...

Le bouleau

Cet arbre nous fait profiter d'une grande partie de ses attributs pour nettoyer et désacidifier notre corps. Commençons par sa sève qui lutte contre les calculs urinaires, son écorce qui stimule le système digestif et nettoie, est particulièrement utile en cas de rhumatismes, arthrite, ses bourgeons qui désengorgent les ganglions lymphatiques et enfin ses feuilles pour évacuer les excès d'urée et d'acide urique. Il est utile aussi en cas d'obésité, de vertiges, de rhumatismes, d'arthrite, d'artériosclérose, de tension trop élevée. Infusions et décoctions sont les formes d'utilisation classique. La sève se prendra en cure au printemps pour purifier le corps.

Le pissenlit

Voici, tout comme le bouleau avec sa sève notamment, un rendez-vous à ne pas manquer au printemps. Profitez simplement de ses feuilles pour les faire en salade avec un peu d'huile d'olive de première pression à froid, du jus de citron, un peu d'ail et d'oignon, et le tour est joué. La phytothérapie se sert des feuilles et des racines. Selon Jacques Brel, personnage haut en couleurs et « branché », le pissenlit « assure le rinçage du filtre rénal et l'essorage de l'éponge hépatique ». C'est bien de cela qu'il s'agit et c'est pour ses bienfaits associés au foie et aux reins qu'il se retrouve dans les complexes de drainage homéopathiques sous son nom latin *taraxacum dens leonis*. Encore une fois, nous sommes en présence d'une plante essentielle pour nous libérer de notre excès d'acidité, nettoyer notre terrain afin de permettre une reminéralisation et donc éviter l'ostéoporose et réparer ses dégâts. Il vous aidera aussi en cas de rhumatismes, excès de cholestérol, fermentations, dermatoses. On le pratique en infusions, suc de racines avec macération dans l'alcool.

Le boldo

C'est un ami précieux du foie qu'il décongestionne, des cellules du foie qu'il protège et de la vésicule biliaire dont il favorise les sécrétions. On utilise ses feuilles en infusion et on en fait également des extraits fluides et des teintures homéopathiques.

La fumeterre

C'est une plante dépurative utilisée dans sa globalité. C'est une aide précieuse pour la vésicule biliaire dont elle optimise le fonctionnement, et aussi indirectement pour la circulation du sang grâce à son action d'assouplissement des artères. Elle est aussi utile pour nettoyer le foie, pour soulager les migraines, combattre l'artériosclérose, libérer le corps des dermatoses et des parasites se trouvant dans les intestins. Infusion, extrait aqueux et nébulisat sont ses formules d'emplois optimales.

L'angélique

Appelée « herbe des anges », elle s'utilise entièrement comme la fumeterre. Nous sommes donc ici en présence d'une plante bienveillante pour toute la sphère digestive. Fort utile en cas d'acidité gastrique, d'atonie digestive, d'aérophagie, de spasmes stomacaux et intestinaux, elle stimule aussi le foie, soulage les migraines ophtalmiques, aide en cas de vertiges liés à un dysfonctionnement du foie, sans oublier les rhumatismes qu'elle soulage. Elle se prend en infusion, poudre de racines, teinture, alcoolature, vin, liqueur. On préférera les infusions et poudre de racines dans notre recherche de désacidification.

La reine-des-prés

Elle est diurétique et on la trouve en feuilles, fleurs que l'on prend en infusions, en teinture, en alcoolature.

La bardane

Elle est dépurative et notamment recommandée si l'on est sujet au diabète. On utilise ses racines, feuilles et semences.

La pensée sauvage

Ce sont ses fleurs qui ont une vertu dépurative et elles sont notamment très utiles si on a en plus des problèmes de peau. On les prendra en infusion et également en extrait aqueux.

La lavande

Ses fleurs sont préconisées pour nettoyer le cœur, les poumons, les voies respiratoires en général, augmenter les secrétions stomacales, soulager les migraines. C'est en infusion qu'elles se prennent.

L'eucalyptus

Ses feuilles utilisées en infusions et tisanes sont antiseptiques. Elles nettoient les voies respiratoires et urinaires.

Le *Chrysantellum americanum*

Conseillé pour drainer le corps en général, il contribue aussi à faire baisser le mauvais cholestérol. On le préconise en extrait fluide ou en gélules.

L'aubier de tilleul sauvage

Il s'agit de la partie du tronc située entre l'écorce et le bois. Il est très utile pour nettoyer les reins et le foie de leurs toxines, et notamment de l'acide urique.

L'huile essentielle de citron

C'est l'amie du foie et de la vésicule biliaire qu'elle aide à se nettoyer. Elle draine également le système circulatoire. Prendre six gouttes trois fois par jour avec un peu de sirop d'agave par exemple, en dehors des repas.

D'AUTRES BELLES « PLANTES » ONT DES VERTUS QUI PEUVENT NOUS AIDER

Voici une petite sélection dont je n'ai reproduit ici que les vertus relatives à cet ouvrage. Vous trouverez un tableau complet des principales dans mon ouvrage sur les compléments alimentaires chez ce même éditeur, Médicis.

L'acérola apporte la vitamine C bien utile. C'est un antioxydant, tonifiant de surcroît.

L'ail est un des plus puissants circulatoires.

L'**ananas** aide à reminéraliser par ses tiges et axes.

Les fleurs de **bruyère** sont diurétiques.

Les feuilles de **café vert** détoxifient le foie.

L'huile de **carotte** est très diététique. Elle apporte tant de vitamine A qui fait reculer la déminéralisation.

Les **queues** de **cerise** sont diurétiques et aident au traitement des rhumatismes.

Les feuilles et graines de **chardon Marie** sont diurétiques, elles drainent bien le foie.

Les rhizomes de **chiendent** drainent et éliminent.

L'algue **chlorelle** est reminéralisante, apporte du fer.

Les racines d'**éleuthérocoque** nous régénèrent et nous tonifient.

L'**huile** de **foie de morue** apporte des vitamines A et D (on se demande ce qu'elle fait dans cette liste de plantes ; vous savez, les huiles, c'est ainsi !).

Les racines **fraisier** sont bien diurétiques et les rhumatisants apprécient.

L'algue **fucus** est reminéralisante comme toutes les algues.

La **gelée royale** (encore une belle plante) peut nous aider à remonter la pente.

Les baies de **genévrier** sont diurétiques.

Les racines de **gentiane** stimulent le foie et la vésicule biliaire.

L'huile de **germe de blé** apporte des vitamines A, D et E, et reminéralise.

Les racines de **gingembre** sont stimulantes.

Les feuilles de **ginkgo biloba** sont circulatoires veineux et artériels.

Les racines de **ginseng** tonifient.

Le **grémil** draine les reins.

Les racines d'***Harpagophytum*** aident le foie et la vésicule biliaire et sont anti-inflammatoires.

L'écorce de **lapacho** détruit les radicaux libres et draine le sang.

La fève de **lécithine de soja** épure le sang.

La **levure de bière** apporte les vitamines du groupe B.

L'algue **lithothamne** reminéralise, apporte surtout du calcium et du magnésium.

La **luzerne** désacidifie.

Les feuilles d'**olivier** sont circulatoires.

L'huile d'**onagre** apporte la vitamine E et elle est l'amie des dames ménopausées et de toutes leurs transformations hormonales.

Les feuilles d'**orthosiphon** drainent les reins.

L'huile de pépins de **courges** intervient dans le métabolisme du calcium et reminéralise, en plus d'aider les prostates.

La **prêle** apporte de la silice, reminéralise et aide bien les os et les dents, la peau et les cheveux.

Les fleurs et feuilles de **romarin** sont les amies du foie qu'elles activent.

La **sarriette** stimule les surrénales donc les os.

L'algue **spiruline**, très proche de la chlorelle, reminéralise, apporte du fer.

Les feuilles de **thé vert** dynamisent et épurent.

Les rhizomes de **yam** sont des hormones végétales efficaces à la ménopause et à d'autres moments aussi.

L'ALGUE LITHOTHAMNE

Cette algue marine est une formidable source de **calcium**, elle est reconnue traditionnellement aussi pour ses apports en **magnésium**, en **fer** et en oligo-éléments. Elle est reminéralisante et apaise l'**acidité gastrique**[1].

Le lithothamne présente un intérêt dans le soutien de l'équilibre acido-basique de l'organisme, en désacidifiant le corps généralement trop acide. Il agit donc dans les maladies rhumatismales de long cours, mais aussi en cas d'arthrite, de tendinite, de crampes.

Sa richesse et la qualité de ses minéraux et de ses oligo-éléments, associés à cette action anti-acide, confirment son intérêt dans l'ostéoporose de toute nature, mais aussi pour renforcer tous les tissus de soutien (tissu

1. Pour de plus amples renseignements, voyez le site Internet : http ://www.lesclesdelasource.com/vente_lithotamne_algue_acidite. html

conjonctif) en phase de cicatrisation, de réparation (fractures chirurgie), de croissance (enfant, adolescent), et aussi dans les situations de carence potentielle (grossesse, allaitement, régimes alimentaires, intolérance aux produits laitiers), sans oublier la préparation à la pose d'implants en dentisterie ou en orthopédie. Pour les mêmes propriétés, le lithothamne sera judicieusement employé dans les états de stress, de fatigue chronique, de nervosité et de troubles du sommeil.

Son statut d'anti-acide lui confère un usage dans les gastrites, les reflux et les douleurs d'acidité, ulcères gastro-duodénaux. C'est pour cet usage surtout que nous l'avons sélectionné ici : il y est très performant.

Les MOTS-CLÉS ici sont : **anti-acide, désacidifiant, acidité gastrique, remontées acides, acidité du corps, rhumatismes, arthrite, arthrose, fracture, ostéoporose, carences épisodiques en minéraux, troubles nerveux, aide contre le stress...**

CHAPITRE 13

LA SILICE CHONDROÏTINE ET GLUCOSAMINE

LA SILICE

La silice se trouve à l'état naturel dans les roches, les minéraux (quartz, cristal de roche, calcédoine), le sable. Elle compose 60 % de la masse de la croûte terrestre et est chimiquement composée d'atome de silicium et d'oxygène. On l'utilise notamment pour fabriquer du verre spécial pour les appareils d'optique. L'informatique fonctionne sur la base de cristaux de silice. Certains parlent communément de silice ou silicium.

Le silicium organique

Précisons que le silicium contient de la silice qui est sa matière première. Dans la nature, on ne trouve pas de silicium pur car il est toujours associé à de l'oxygène et du dioxyde de silicium. Il se présente sous forme minérale ou organique. Le silicium organique se distingue chimiquement du silicium minéral du fait qu'il contient au moins un atome de carbone. Le silicium organique retourne à l'état minéral lorsqu'il se polymérise.

Le silicium minéral n'est pas assimilable par nos organismes humains ni d'ailleurs par ceux des mammifères comme chiens, chats, chevaux. Seuls les micro-organismes sont capables d'effectuer un travail de transformation du silicium minéral en silicium organique. Leur fonction est de digérer la silice minérale et permettre alors aux plantes de l'assimiler. Dans le règne végétal, on trouve donc la forme organique de la silice, transformée par les micro-organismes, qui joue un rôle essentiel sur la croissance et la résistance aux agressions.

Le silicium minéral n'est donc pas assimilable par le corps humain, seul le silicium organique l'est. On le trouve partout chez l'être humain, c'est un élément essentiel à la vie. Il est présent dans notre corps à raison de cinq à sept grammes qu'il faut renouveler car il ne peut pas être stocké.

Il est présent notamment dans les tissus conjonctifs, les os, le cartilage, les vaisseaux sanguins, les tendons, le cristallin, la peau, les ongles, les cheveux, les dents, les cellules, dans le sang à raison de dix milligrammes par litre.

Il contribue à la reconstruction cellulaire, à la fabrication du collagène, à la résistance des tissus.

Il permet d'équilibrer le système nerveux et le système psychique.

Il est présent dans différents organes et glandes comme la rate, le pancréas, le foie, les poumons, le cœur, le cerveau, les reins, les surrénales, le thymus, la thyroïde.

Comme le silicium est chargé d'ions instables positifs et négatifs, il va agir sur l'équilibrage ionique de la cellule. Apporter de la silice organique au corps, c'est lui permettre de disposer d'un matériau essentiel à son bon fonctionnement quotidien et à son pouvoir d'autoguérison.

On a pu constater une diminution de silice organique dans le corps humain à partir de quarante ans. Cela proviendrait d'un fonctionnement moins performant du corps humain dû au vieillissement, engendrant une moins bonne assimilation du silicium organique, mais aussi d'une déficience en silicium organique dans notre alimentation.

Le silicium est présent dans le corps humain à raison de 60 % combiné aux protéines, 30 % combiné aux lipides, 10 % libre et soluble dans l'eau.

Silicium organique et ostéoporose

Il est en première ligne pour combattre l'ostéoporose. Il est indispensable à l'assimilation du calcium, du magnésium, du phosphore, à la synthèse de la vitamine D. Il est en mesure d'utiliser le calcium déposé sur les parois des vaisseaux et de le mettre dans les os.

La forme assimilable pour l'être humain est donc la forme organique et non la forme minérale. Pour aller plus loin, un chercheur, Norbert Duffaut, a étudié en 1957 la meilleure forme de silicium organique assimilable chez l'être humain. Il s'intéresse alors aux silanols qu'il arrive à stabiliser afin de les rendre complètement biodisponibles et assimilables. La meilleure forme retenue est alors le monométhylsilanétriol appelé aussi silanol, molécule découverte et mise au point après de longues années de recherche et d'études en laboratoire.

Comment savoir si je manque de silicium ?

Les premiers symptômes d'une déficience en silicium sont les problèmes articulaires.

Quand et pourquoi prendre du silicium organique ?

- Renforcer la résistance des tendons, des articulations, pour améliorer leur souplesse.
- Consolider le cartilage.
- Reminéraliser.
- Réparer et prévenir l'ostéoporose.
- Aider à la croissance des os.
- Soigner une fracture longue à la réparation.
- Favoriser une meilleure assimilation du calcium.
- Améliorer l'élasticité de la peau, la circulation ; réduire sècheresse, rides, vergetures, cellulite.
- Renforcer la qualité des ongles, des cheveux.
- Ralentir les conséquences du vieillissement.
- Améliorer la qualité du tissu artériel.
- Dynamiser le fonctionnement du métabolisme.

Quel silicium organique prendre ?

Il convient de privilégier une forme liquide de silicium organique.

La molécule monométhylsilanétriol était, jusqu'à présent, mise en avant dans les compléments alimentaires disponibles, associée ou non avec de la silice de prêle. On pouvait acheter des bouteilles dont le contenu s'apparentait à de l'eau. Je parle au passé car suite à la parution, le 1er décembre 2009 au *JOCE* (le journal officiel des communautés européennes), du règlement 1170/2009 entré en vigueur le 21 décembre 2009, la forme monométhylsilanétriol - la meilleure forme de silicium organique, restant de synthèse cependant, étudiée à ce jour par des spécialistes - n'a pas été retenue pour le silicium dans la liste des substances vitaminiques et minérales autorisées par les compléments alimentaires. Il convient donc de suivre dans les mois à venir les formes qui seront autorisées.

Rappelons que la silice est un élément constitutif majeur du silicium naturel se trouvant dans le corps. On peut donc combler nos carences en silicium en allant chercher également de la silice.

Où trouver de la silice ?

Flash spécial sur la prêle des champs (*Equisetum arvense*).

C'est une plante sauvage qui peut se manger comme une asperge et qui contient entre 10 à 20 % de silice sous la forme d'acide silicique, c'est-à-dire du silicium plus de l'eau. Attention aux variétés toxiques que sont la prêle des bois (*Equisetum silvestris*) et la prêle des marais (*Equisetum palustris*).

Sa richesse en silice lui permet de combattre l'ostéoporose grâce à son rôle essentiel dans l'absorption et la fixation du calcium, dans la reminéralisation, dans l'accélération de la consolidation des fractures. La prêle, surtout en décoction, est précieuse en tant que draineur général car elle est dépurative et diurétique. On l'utilise aussi en cas de goutte, de calculs, d'inflammations, de rétention d'eau, de rhumatismes, etc. En plus de la silice elle contient de la vitamine C et des antioxydants.

- Silice de prêle d'origine végétale, fortement biodisponible. Elle se vend sous forme liquide, en flacon.
- Décoction de prêle à partir de la plante sèche. On propose cette recette : mettre 40 g dans 1 l d'eau, laisser tremper une nuit. Le lendemain faire bouillir 10 mn puis infuser 15 mn. Filtrer, ajouter de l'eau pour que cela fasse 1 l. On préconise 4 tasses froides par jour à raison de 21 jours. Conserver au réfrigérateur. Cela est toutefois amer au goût mais reste une des prises de silice les plus efficaces.
- Autres préparations à base de prêle :
  - Alcoolature de prêle, c'est-à-dire une préparation à base de plante fraîche.
  - Teinture mère de prêle élaborée à partir de plante sèche.
  - Poudre de prêle en gélules : elle n'est pas très efficace par manque notamment de concentration en silice.

LA CHONDROÏTINE ET LA GLUCOSAMINE

La chondroïtine

La chondroïtine est normalement produite par l'organisme. C'est un constituant essentiel du cartilage, des os, de la peau, des artères. Elle assure l'élasticité et la solidité de ces éléments. Elle en stoppe donc la dégénérescence en cas de terrain qui la favorise. Elle a une action inhibitrice sur l'élastase, enzyme qui contribue à la dégradation des os et des cartilages.

Elle est synthétisée pour être commercialisée à partir de divers cartilages. On la trouve sous forme de sulfates de chondroïtine ou cartilages de requin plus anti-inflammatoires.

Même si elle est utilisée pour les animaux depuis plus de vingt ans, il n'y a pas longtemps que nous connaissons mieux cette substance (1960).

J. Theodorakis la fit connaître en éditant en 1997 une publication pour soulager l'arthrose, où il recommande la prise de 800 milligrammes de chondroïtine et 800 milligrammes de glucosamine par jour.

La glucosamine

La glucosamine est fabriquée par l'organisme à partir du glucose et de la glutamine, un acide aminé. Comme la chondroïtine, elle joue un rôle déterminant dans le maintien de l'intégrité du cartilage de toutes les articulations. Lorsque le processus de fabrication de la glucosamine se dérègle, les cartilages se mettent à dégénérer et l'arthrose s'installe[1].

La glucosamine du commerce est synthétisée en laboratoire à partir de la chitine extraite de la carapace des crustacés (crevettes, langoustines, crabes, homards). Elle se présente généralement sous la forme de sulfate de glucosamine, dont l'action est plus démontrée qu'avec la forme chlorhydrate de glucosamine.

Le sulfate de glucosamine est un médicament d'ordonnance dans de nombreux pays. Aux États-Unis et au Canada, il est considéré comme un supplément alimentaire.

Un essai récent à double insu avec placebo a été mené en Belgique : 307 patients souffrant d'arthrose ont pris 1 000 milligrammes de sulfate de chondroïtine ou un placebo par jour, durant vingt-quatre semaines. Bien que la chondroïtine n'ait pas fait mieux que le placebo au chapitre des mesures objectives de la douleur, elle a été supérieure au chapitre de la qualité de vie des patients et des évaluations faites par les médecins.

Deux autres études à double insu avec placebo, indiquent également que la prise combinée de glucosamine et de chondroïtine s'est révélée efficace pour soulager les symptômes de l'arthrose du genou.

Les résultats de trois récents essais cliniques à long terme (un an et deux ans, sur 1 042 sujets en tout) indiquent que la chondroïtine, en plus

1. Selon www.passeportsante.net

de ses effets sur les symptômes, peut contribuer à freiner l'évolution de l'arthrose.

Selon le Dr Daniel Clegg, qui a dirigé l'équipe de recherche, ces résultats indiquent que la glucosamine et la chondroïtine en association peuvent constituer une solution de rechange aux médicaments pour les patients atteints d'arthrose du genou, affligés de douleurs modérées ou intenses. Cet avis a d'autant plus de poids que le chercheur est associé à la pharmaceutique Pfiezer, fabricant de Celebrex. On ne peut par conséquent le soupçonner d'avoir un préjugé en faveur de la glucosamine et de la chondroïtine.

Toutes les personnes que je connais, et qui ont pris ces deux produits conjugués, ont constaté une amélioration de la réparation osseuse.

On trouve des complexes réunissant la chondroïtine et la glucosamine, capables d'assurer un fonctionnement optimal et réparer os, articulations et muscles. Un bon dosage apporte par exemple 1 000 milligrammes de pur sulfate de glucosamine et de sulfate de chondroïtine, la forme la plus efficace de ces deux nutriments essentiels. Ces complexes sont optimisés par l'adjonction de cofacteurs indispensables tels que la vitamine C tamponnée et le glycinate de manganèse. L'inflammation, donc la douleur, diminue. L'action prolongée de certains produits permet un gain d'efficacité de 40 % pour tous ceux, sportifs, travailleurs manuels, seniors, souhaitant prévenir ou soulager les douleurs osseuses, articulaires, les méfaits de l'ostéoporose.

CHAPITRE 14

UNE ASTUCE NATURELLE
BOUGER
UN BON BOL D'AIR
NOTRE AVENIR EN SANTÉ POUR TOUS

UN TRAITEMENT NATUREL DE CHOC

J'ai une botte secrète...

Chaque soir pendant 4 jours environ, vous prenez un verre normal dans lequel vous versez le jus d'un citron bien mûr pressé par vos soins. Vous y faites baigner toute la nuit un œuf de poule avec sa coquille. Le lendemain matin à jeun, vous buvez le contenu du verre (la coquille a été décomposée en partie par le jus de citron). L'œuf rangé à nouveau au réfrigérateur vous servira pour faire la cuisine ultérieurement. Le calcium naturel ainsi libéré par le citron est directement assimilé par l'organisme. Vous verrez : l'effet est saisissant.

Cette botte n'est plus si secrète ! Quand vous vous cassez quelque chose (os), il faut réparer rapidement. C'est le moment d'acheter des œufs et du citron, puis d'émerveiller vos admirateurs lors de conversations mondaines. Car, de nos jours, on parle moins de la pluie et du beau temps, mais davantage de ses « migraines » et petites douleurs...

S'ACTIVER PHYSIQUEMENT

L'activité corporelle sollicite les os et les consolide. Pour reconstruire les os, il convient donc de bouger, marcher, ou même simplement d'être debout en marchant sur place.

Le 20 octobre a été choisi comme journée mondiale contre l'ostéoporose par la Fondation internationale contre l'ostéoporose (IOF). Celle-ci a travaillé spécialement à l'élaboration d'un programme de danse pour aider les personnes souffrant d'ostéoporose à continuer à bouger pour aller mieux. Ce programme a été fait en collaboration avec le Pr Juliet Compston (faculté de médecine de Cambridge en Angleterre) qui explique que l'exercice représente un des meilleurs moyens de ralentir l'évolution de l'ostéoporose et ajoute que « la danse constitue une pratique ludique et saine, en faisant travailler en profondeur les articulations, les muscles et surtout les os ».

Contrairement à certaines idées reçues qui veulent qu'on ne fasse aucun effort physique lorsqu'on est atteint d'ostéoporose car les os sont fragilisés, c'est le fait de ne pas bouger qui aggrave la situation. Toute activité physique est bonne à prendre. Bien sûr, il convient de l'adapter à la situation (âge, gêne, degré de pathologie). Nager, marcher rapidement et danser comptent donc aussi !

Saviez-vous que les astronautes en apesanteur voient leur densité osseuse diminuer et l'ostéoporose apparaître après un séjour prolongé ? Une fois de retour sur terre, ils recouvrent leur masse osseuse grâce à une activité physique conséquente.

Les bienfaits prouvés de l'activité physique

Des tests scientifiques ont été effectués sur une population de femmes atteintes d'ostéoporose. L'ensemble a eu des apports de calcium supplémentaires. La moitié d'entre elles ont fait des exercices physiques trois heures par semaine seulement. L'autre moitié a continué sa sédentarité. Le taux de calcium dans le corps a augmenté chez les femmes qui faisaient de l'exercice et a diminué chez les autres, malgré leur apport supplémentaire. La nuit, le calcium diminue dans l'organisme. Les os et les muscles perdent leur richesse en calcium quand cessent les exercices physiques. Une marche de nuit augmente le calcium ; le repos le diminue. Nous recommandons donc l'exercice physique à tous ceux qui veulent assimiler le calcium, avoir des os et des muscles toniques, un cerveau créatif et une bonne mémoire, de bonnes dents.

Ces dernières années, il a été clairement démontré les bienfaits de l'activité physique sur différentes maladies dites graves. Le Dr Elio Riboli, responsable de l'unité Nutrition et Hormones au Centre international de recherche sur le cancer, a dirigé une étude nommée « European prospective investigation into cancer and nutrition » (EPIC) qui a duré sept ans et qui a démontré les résultats suivants :

Pratiquer une demi-heure à une heure d'exercice par jour réduit d'environ un tiers les risques de survenance du cancer du sein, du côlon, du rein, de l'endomètre !

Sa mise en place est simple et accessible. Comme l'explique le Dr Elio Riboli, « avoir une activité physique ne signifie pas que l'on soit inscrit à un club de sport huppé. C'est à la portée de tous. L'activité physique, c'est faire du vélo, du jogging, de la marche rapide ou du jardinage, ou laver les vitres, ou élever sept enfants ».

Le Dr David Servan Schreiber a également écrit fin 2005 : « Dans tous les cas, l'exercice physique permet de réduire l'anxiété et les phases de dépression. On sait maintenant que l'exercice physique, même à faible dose, est aussi efficace qu'un antidépresseur. La dose moyenne nécessaire a été calculée dans une étude récente et elle est de 17,5 cal/kg/semaine. Pour moi, ça correspond à trois fois trente minutes de jogging léger. À chacun de vous de faire son calcul ! »

En 2006, des chercheurs canadiens de l'université de la Colombie-Britannique, dans l'ouest du Canada, ont publié dans *The Canadian Medical Association Journal* (journal de l'Association médicale canadienne) une synthèse de différentes études qui démontrent que les humains sont davantage touchés par la maladie et meurent plus jeunes lorsqu'ils arrêtent de faire une activité physique.

Cette synthèse porte sur des études faites sur plus de 450 000 sujets, certains ayant été suivis durant plus de vingt ans. Les données analysées concluent que « l'activité physique, même modérée, a pour effet de préserver la santé, d'abaisser le risque de souffrir de diverses maladies et d'améliorer l'état des personnes qui en souffrent déjà ».

Les résultats d'environ trente essais cliniques précisent que l'activité physique, et spécialement la musculation, aide à prévenir la perte de la densité osseuse liée au vieillissement. L'activité physique contribue aussi à réduire le risque de chute, en plus de renforcer la santé des os. Les personnes actives ont moins de fractures que celles qui sont inactives. Chez les personnes souffrant déjà d'ostéoporose, les études indiquent que l'activité physique aide à freiner la perte de la densité osseuse.

Bouger surtout

Certains chercheurs ont même osé publier une synthèse[1] selon laquelle le soleil et son activation de la vitamine D, le calcium même, n'avaient aucune influence sur l'ostéoporose. Ils affirment que seul le fait de bouger et s'activer est utile.

Ils ont démontré, dans une observation de 36 000 femmes pendant sept ans, qu'une supplémentation en vitamine D et en calcium (chimiques sans doute) ne modifie en rien la densité osseuse. Pour aller plus loin et comprendre, il faut revenir à ces notions d'acidité en excès, notions qui sont primordiales.

Selon ces mêmes chercheurs, le soleil activerait la vitamine D mais chez l'enfant seulement. Conservons que le soleil est un ami qui nous veut du bien, même s'il faut protéger sa peau et sa tête d'un couvre-chef.

---

1. Synthèse publiée dans le magazine *Belle-Santé* de mai 2004.

N'oublions pas que l'os est correctement nourri lorsqu'il y a également une bonne circulation du sang, qui s'obtient entre autres par l'exercice physique régulier.

Retenons-en que bouger est très important. Alors toutes et tous à vos baskets !

LE BOL D'AIR JACQUIER

J'ai demandé au Dr Béatrice Mercier[1] de m'écrire ce texte pour vous lecteurs, texte en rapport avec l'ostéoporose, la déminéralisation, l'acidose... même combat.

Béatrice Mercier écrit :

« L'oxygène a de multiples rôles dans l'organisme. Pas seulement de manière classique dans le métabolisme énergétique, mais aussi dans l'élimination des xénobiotiques (les substances étrangères à l'organisme), dans l'évolution des hormones stéroïdes, dans l'élimination des pathogènes et des cellules cancéreuses...

Oxygène et santé des os.

« Comment fonctionne l'oxygène pour préserver la santé des os ? » demandent des professionnels de l'oxygène sur un site Internet avant de répondre :

1. Béatrice Mercier est docteur en écologie et biochimie, chargée de recherches au laboratoire Holiste, à Artaix (71). Informations supplémentaires sur le site : www.holiste.com

« En **régissant tous les aspects du métabolisme osseux**, la croissance, la réparation, et la remodélisation. » Tout est dit en une phrase !

Plus particulièrement, la ménopause, et sa carence brutale en œstrogènes, est habituellement le premier facteur reconnu de l'ostéoporose primaire.

Or, l'oxygène est nécessaire pour la transformation des molécules servant à fabriquer les hormones stéroïdes, aussi bien de manière structurale (en s'intégrant à la molécule) que par le biais de l'apport en énergie.

Les allergiques et asthmatiques de longue date, les personnes atteintes de broncho-pneumopathies chroniques obstructives (BPCO), de maladies inflammatoires chroniques de l'intestin (maladie de Crohn, rectocolite hémorragique) ou de rhumatismes inflammatoires chroniques (polyarthrite rhumatoïde, spondylarthropathies, etc.) doivent être vigilantes quant à la survenue d'une ostéoporose dite secondaire, du fait de la prise de corticoïdes au long cours.

Or l'hypoxie (ou manque d'oxygène cellulaire) est à la fois une cause et une conséquence de l'inflammation.

Il est bien connu que l'ossification et la lutte contre l'ostéoporose sont favorisées par la vitamine D. Cette dernière doit être considérée comme une hormone car elle est en grande partie synthétisée par la peau, véhiculée par le sang, transformée par le foie et le rein en métabolite actif.

Or, la présence d'oxygène est nécessaire lors de l'une des phases biochimiques d'activation de la vitamine D.

Là où il y a une « interrogation »...

Un apport d'oxygène peut-il pallier cela ?

Oui, mais...

De nombreuses publications démontrent que l'oxygénothérapie hyperbare a la capacité de réactiver les cellules ostéogéniques (les cellules qui vont former les os).

Un très gros inconvénient : l'hyperbarie est le modèle du stress oxydatif pour l'homme. En d'autres termes, le remède risque de devenir, à tout le moins, dangereux. L'hyperbarie génère la formation de radicaux libres, éléments chimiques très destructeurs, qui sont à la base de l'ensemble des pathologies connues et du vieillissement. Elément indispensable à notre survie, à notre vie, à notre développement, à notre capacité d'adaptation, l'oxygène est donc aussi à l'origine de toxicité, d'altération, de dégénérescence, de pathologies...

Et une solution possible : le Bol d'Air Jacquier®

Qui dit vie, dit équilibre. Pallier le manque d'oxygène sans générer un stress oxydatif est possible grâce à l'appareil inventé en 1946 par René Jacquier. Ce grand bienfaiteur vient d'ailleurs de décéder à 99 ans.

Quand le célèbre chimiste lyonnais se vit proposer un voyage en avion pour permettre la guérison de ses deux petites filles atteintes... d'une grave coqueluche, il a voulu comprendre comment un vol aérien pouvait guérir une maladie d'origine bactérienne. En réfléchissant à la relation entre la pression atmosphérique et le sang, il parvint à la conclusion que certaines phases du vol permettaient un afflux d'oxygène supplémentaire au niveau cellulaire. Pour lui, ce regain d'oxygénation, modéré, correspondait à un regain de vitalité, suffisant pour permettre au malade de lutter contre sa pathologie. Plutôt que multiplier les voyages aériens, il a donc utilisé l'aptitude bien connue des oléorésines de pins à capter et donner de l'oxygène pour créer son appareil, le Bol d'Air Jacquier®. Il est prouvé, depuis, qu'une session respiratoire de quelques minutes devant cet appareil améliore pour plusieurs heures l'oxygénation tissulaire, de manière modérée, ce qui fait que cette méthode augmente la capacité antiradicalaire de l'organisme qui l'utilise.

Ainsi, de nombreuses personnes atteintes de maladies inflammatoires et d'ostéoporose utilisent cet appareil, en complément bien entendu d'un traitement s'il s'avère nécessaire, et de l'amélioration de leur hygiène de vie. Particulièrement, les sessions respiratoires Bol d'Air® permettent d'inhaler des produits naturels qui ne servent pas seulement de transporteurs d'oxygène, mais inhibent en partie l'activité des ostéoclastes (cellules qui amènent la dégradation de la trame osseuse).

Oxygène et acidose : encore une mission pour le Bol d'Air® ?

Il existe au moins deux causes à l'acidification de l'organisme en rapport avec l'oxygène.

Tout d'abord, une accumulation d'acides lactiques, du fait de la fermentation des sucres en absence d'oxygène : au niveau cellulaire dans des zones mal irriguées, comme par exemple les tissus en aval de vaisseaux athéromateux, ou dans un muscle qui a fourni trop d'effort, ou pour un organisme qui souffre d'une forte pathologie respiratoire... Une deuxième cause s'observe lorsque l'organisme ne parvient pas à éliminer le gaz carbonique de la respiration : ce dernier acidifie immédiatement le sang. Cela se passe au cours des insuffisances respiratoires sévères, quelle qu'en soit la cause, aiguë (noyade, strangulation) ou chronique (bronchites chroniques, emphysèmes)...

Les conséquences de ce subtil changement de pH sont loin d'être anodines, et cela est connu depuis longtemps.

Par exemple, le médecin biochimiste allemand Otto Warburg a reçu le prix Nobel en 1931 pour sa découverte des processus biochimiques majeurs de la respiration cellulaire. Il a cancérisé des cellules en les privant d'oxygène : le passage des mitochondries sur le métabolisme de fermentation, provoquant une acidification du milieu, serait pour lui à l'origine de la transformation des cellules. Pour preuve, les personnes porteuses de carcinomes avancés présentent un pH cent à mille fois plus acide que la normale... L'oxygène alcalinise le liquide cellulaire, une qualité essentielle à la transformation de nutriments en ATP (adénosine triphosphate), un carburant essentiel à la production d'énergie... et les cellules cancéreuses ne peuvent pas survivre dans un environnement alcalin et riche en oxygène.

De manière plus globale, les réactions chimiques cellulaires se produisent dans un environnement neutre ou légèrement alcalin (sauf cas particulier de l'estomac) et sont d'autant plus entravées que le pH est trop acide (ou trop alcalin, d'ailleurs !)... Certes, l'hyperacidité (ou l'hyperbasicité – tout est dans l'équilibre !) de l'organisme ont d'autres causes, mais le contrôle de l'apport de l'oxygène aide grandement à un bon équilibre acido-basique...

Là aussi, le Bol d'Air Jacquier® se révèle plus qu'utile, en ramenant un taux d'oxygène optimal au niveau cellulaire.

Les spécialistes de la bioélectronique de Louis-Claude Vincent ont surveillé l'évolution des différents paramètres après utilisation du Bol d'Air®. Ils ont constaté, juste après la session, une tendance à l'acidification, mais très rapidement (moins de vingt-quatre heures), une amélioration des paramètres : acidification si les pH étaient trop alcalins, alcalinisation si les pH étaient trop acides.

C'est à la cofondatrice de la société de Bioélectronique qu'en revient l'explication. Mme Jeanne Rousseau, à qui il avait été demandé ce qu'elle pensait du Bol d'Air Jacquier®, de l'oxydation possible, de l'acidification... a répondu : « cet appareil n'est pas dangereux car il ne délivre pas d'oxygène, mais un transporteur d'oxygène. Il travaille dans le sens de l'équilibre »... et de l'harmonie, rajoutent généralement les utilisateurs...

Mot de l'auteur du livre cette fois

Avis aux trop bien nourris, trop gros, trop acidifiés, candidats à l'ostéoporose, aux diabétiques... que nous sommes tous.

Utilisez le Bol d'Air Jacquier® le matin, avant une marche même courte, et de nouveau aussitôt après cette marche. Ainsi, puisque vous ne mangez plus beaucoup le soir comme je vous l'ai enseigné, votre petit-déjeuner sera pris plus tard, respectant ainsi le cycle circadien cher à la médecine chinoise. Votre corps sera ainsi amené, dès votre lever, à puiser dans ses réserves, à fabriquer une meilleure insuline ensuite. Chez les diabétiques, votre taux d'hémoglobine glycosylée ou glyquée HbA1c sera plus faible, retardant ainsi votre passage à la prise d'insuline obligée, ainsi que les dégâts dans votre corps.

L'OSTÉOPOROSE, LA DÉMINÉRALISATION, L'ACIDOSE : MAUX DE NOTRE SOCIÉTÉ

Sur notre terre bien aimée, certains se déminéralisent tellement ils bouffent (se dit des animaux ou des hommes qui mangent à la manière des animaux. Pourtant même certains animaux partagent.), d'autres sont déminéralisés tellement ils ont faim. C'est fou ! Je sais, mon style familier ne fait pas tellement « littéraire », quelle horreur ! L'horreur est ailleurs !

Nous jetons 40 % de nos nutriments. Les indigents en manquent.

Le superflu des riches est sans limite, l'essentiel des pauvres n'existe même pas.

Notre excès de nourriture, notre obésité, créent des maladies, des dépenses de santé énormes... C'est absurde !

Trop de nourriture crée l'excès d'acidité,
qui crée la déminéralisation,
qui crée l'ostéoporose.

Il suffirait de s'organiser

Quand paraît un cataclysme comme le tsunami en Indonésie le 26 décembre 2004 qui a fait plus de 220 000 victimes par un séisme d'une magnétude supérieure à 9, quand paraît ce tremblement de terre à Haïti qui aura fait plus de 150 000 victimes par un séisme de magnitude 7 dans un pays de pauvres gens qui n'avaient presque rien et qui n'ont plus rien du tout, quand paraît l'invraisemblable... nous pouvons redevenir exceptionnels comme les circonstances. On se laisse attendrir. On se réconcilie avec sa conscience. On agit pour partager...

Il suffirait pourtant qu'on s'organise pour - déjà - utiliser le surplus de nourriture que l'on jette. Mes parents cultivaient des pommes de terre. À la récolte, ils les entassaient dans la cour en vrac et les saupoudraient de poison en poudre. Les pouvoirs publics venaient contrôler qu'on avait bien épanché ce poison partout et, dans ce cas, payaient une prime à la destruction. Il paraît qu'on agit de la sorte de nos jours avec le lait.

Les élections pourraient m'intéresser

Les élections pourraient un jour m'intéresser s'il se trouvait dans les postulants un homme compétent capable de vouloir et organiser ce partage. On me dit que nous sommes tous responsables de nos hommes politiques. Je n'en suis pas si sûr ! Actuellement, tout homme qui se présente aux élections ne serait pas élu si son programme était ce partage de base. Une solution existe pourtant : que les hommes en place imposent par décret tel fonds d'aide, tel prélèvement au lieu de l'inutile... Commençons petitement puis laissons-nous aller à devenir équitables dans ce pays de « liberté - égalité - fraternité » comme on dit.

Je sais que tous nos lecteurs vont être d'accord avec ce discours, mais quelles seront les vraies démarches ? Il faudrait commencer par s'essayer à ces agissements dans nos villes et nos campagnes, chez soi. Il suffirait que dans mon village où j'habite à Grand-Charmont dans le Doubs, on parle moins de fraternité dans la revue municipale mais qu'on la rencontre pour de bon, formidablement organisée par ceux qui ont les rênes. Ce serait un formidable début.

Formons les agriculteurs de tous les pays

Le « gâchis » est ignoble.

Nos cultures de produits sains, biologiques, légumes, fruits non traités, pour être - par exemple - consommés crus de préférence, ne sont pas dynamisées, encouragées. La France est un pays de culture, oui, et son savoir-faire est légendaire. Mais nous mangeons couramment ce que Jean-Pierre Coffe a nommé « excrément » !

Voilà ce qui nous déminéralise et crée l'ostéoporose.

On me dit souvent que je ne suis pas bienveillant avec les éleveurs de France, car la France est un pays de lait et de fromage, production qu'il faut encourager. Je ne suis pas bienveillant non plus avec les planteurs de Colombie, qui cultivent le cannabis et nourrissent leur famille par le fruit de leur travail. Pourtant le chanvre (cannabis) est une plante naturelle ; il en existe même de qualité biologique ; 6 millions de tonnes sont produites pour 180 millions de consommateurs.

Mes parents étaient paysans éleveurs, la France est un pays agricole que je défends.

Il y a suffisamment de ressources sur notre terre pour nourrir tout le monde, suffisamment voire trop, mais à organiser autrement.

Il n'y a plus assez de pétrole

Ayons donc des idées ! « Éliminer » de façon subtile et efficace les femmes pour limiter la croissance démographique comme on fait en Chine ? Utiliser les biocarburants pour nourrir nos voitures trop nombreuses ? N'avons-nous que cela comme idées ?

L'agronomie a un rôle futur immense à jouer. Apprenons à nos cultivateurs, aux agriculteurs d'Afrique à cultiver les bons produits, ceux qui minéralisent les dénutris et reminéralisent les surnutris. Avons-nous besoin de ces céréales hyper-protéinées, hyper-riches ? Les céréales plus pauvres de nos ancêtres suffisent largement pour nos activités de plus en plus sédentaires. Nous demandons les fruits d'antan, sans engrais. Apprenons-leur à les cultiver et les vendre, que diable !

Les institutions internationales n'ont pas bougé.

Voilà ce qu'est la crise économique dont on parle tant en 2009-2010. Les dirigeants des pays riches n'ont pas modifié leur présentation équitable des richesses... et on se déminéralise de trop manger !

Nos forêts sont insuffisamment exploitées

Les rapports soumis à la tête de l'État sont édifiants. Quand on veut construire une maison en bois dans le midi, les autorités nous répondent que « non, ça ne se fait pas ».

Le rapport envoyé au président de la République

J'ai envoyé fin mars 2009, le rapport dont le plan ci-dessous vous décrit le contenu. Le président m'a fait remercier.

Pourquoi construire une maison en bois ?

- Parce qu'on ne peut plus envoyer nos enfants faire la guerre pour du pétrole, richesse que la France n'a pas et qui s'épuise.
- Parce qu'il faut assurer l'avenir de nos enfants et leur préparer un monde correct, en arrêtant de polluer et en économisant l'énergie.
- La maison en bois massif a le meilleur confort thermique qui soit. Ici, pas d'isolation, de laine de ceci ou cela. C'est dix fois plus isolant que le béton. La forte masse thermique isole des variations entre le jour et la nuit.
- La maison en bois massif a le meilleur bilan carbone qui soit. 100 mètres cubes habitables de nos maisons traditionnelles correspondent en quantité de carbone à 300 000 kilomètres réalisés par une voiture.

- La maison en bois est conforme aux normes RT 2005 et 2000.
- On peut n'utiliser aucun produit chimique nocif.
- La maison en bois massif consomme six fois moins d'énergie à la construction qu'une maison en briques, douze fois moins qu'en béton. Les chutes sont réutilisées.
- Cette construction est la plus génératrice d'emplois.
- Le bois ne modifie pas les champs magnétiques.
- Ici le bruit est atténué fortement.
- La maison en bois massif s'intègre bien dans un paysage boisé.
- La maison en bois massif est la maison d'habitation type recommandée, de par ses performances, par le Gouvernement de la France, par son ministre d'État M. Jean-Louis Borloo et par le Grenelle de l'environnement qui a pris date. Les règlements régionaux d'urbanisme doivent suivre cette direction inévitable, selon M. Borloo.
- La maison doit être orientée plein sud et les toitures (avec prolongation par un abri pour augmenter la production d'électricité) garnies de panneaux solaires photovoltaïques pour produire toute l'énergie de la maison, et redistribuer le surplus à l'EDF.
- En outre, le Grenelle de l'environnement a révélé au grand public la situation paradoxale de la forêt française. C'est la première forêt d'Europe en surface, et pourtant la balance commerciale des produits bois et dérivés continue à se détériorer. Le rapport de Jean-Marie Ballu du groupe de travail (6e section « nature, forêt, paysages ») sur l'insuffisante exploitation de la forêt française a cette fois le mérite de révéler les dangers que court cette forêt sous-exploitée. Construisons en bois ! Il recommande de prendre en effet les mesures pour obtenir une augmentation rapide de la récolte en agissant tant sur l'offre (accessibilité) que sur la demande. « Délibéré et adopté à l'unanimité à Paris le 7 novembre 2007. »

En résumé

Notre santé sera meilleure et la santé des nécessiteux reviendra si l'on aménage différemment notre cohabitation.

Nous avons de quoi nourrir 10 à 12 milliards d'êtres humains facilement. « La bio » et « le bio » doivent revenir partout en totalité. Ceci réutilisera notre main d'œuvre intelligemment et de façon enthousiasmante pour tous. Notre avenir n'est pas dans les entreprises pharmaceutiques, pas plus que dans l'élevage mais dans l'agronomie. Formons les paysans des pays pauvres, reformons les nôtres aux fondamentaux de la vraie culture. Utilisons nos forêts au lieu de les démanteler.

Éradiquer le terrorisme envahissant n'est plus possible : après l'Irak, l'Afghanistan, le Vietnam, le Yémen, l'Iran... où irons-nous encore mener la guerre ? C'est notre arrogance de pays tellement supérieur qu'il faut éradiquer. La Chine pille les pauvres. L'Europe a ce rôle opposé à jouer dans le monde, pour d'abord exister à nouveau, et ensuite s'opposer à leur envahissement, par une vraie démarche de partage. On se disait amis de l'Afrique.

Qu'est-ce qu'un ami ?

ET LE CIEL S'OBSCURCIT...

Il pleut sur ma vie qui n'a plus le même goût. Que se passe-t-il d'un coup ? J'ai toujours été sous pression et voilà que je suis en dépression. Je n'en ai pas véritablement de motif. D'ailleurs, faut-il un motif ? Les enfants sont partis, ils occupaient toute ma vie. Je m'aperçois que depuis vingt-cinq années, je ne vivais que pour eux. J'insiste bien un peu pour qu'ils viennent me voir le dimanche, pour qu'ils ne partent pas trop tôt vers le soir. J'ai l'impression que je fais l'aumône. C'est terrible !

J'ai cinquante ans et je suis ménopausée. Ça se passe bien pourtant. Je cache mes rides un peu plus chaque matin. Je prends mes hormones. Je lutte pour rester jeune. Mais je n'y parviens pas. Et je me pose cette question : pourquoi vouloir rester jeune ? C'est parce que mes années de jeune adulte ont tellement passé vite. Je les ai données à mes enfants et uniquement à eux. Ils ont eu toute mon affection. Je n'ai point prêté attention à ce phénomène. Ces choses-là se font tellement normalement.

Bien sûr, je connais les lois. On ne fait pas des enfants pour soi. On les nourrit pour les installer sur des starting-blocks afin qu'ils se mettent à courir sans se retourner... sur moi, afin qu'ils soient autonomes... sans moi. Mais qui donc a inventé toutes ces sornettes ? Je suis seule sans eux, un point c'est tout.

Avec mon mari, ça va, pas de querelles. Il me laisse la paix. On « se fait un bon restau » de temps en temps. On s'y installe un peu décalés pour avoir de la place pour nos jambes. On apprécie les mets fins qu'on peut maintenant se payer. On reste ainsi en silence. C'est vrai qu'on n'a plus grand-chose à se dire... L'amour aujourd'hui, c'est donnant-donnant. Je fais des petits efforts pour qu'il en fasse aussi de son coté pour ce qui me tient à cœur.

J'ai repris une petite activité professionnelle, pour être plus autonome financièrement. Comme je n'ai pas su investir dans le management de ma carrière professionnelle, mon travail est banal, sans responsabilités. Seuls comptaient mes enfants. Je me suis oubliée ! Cette activité m'occupe, et ça met « du beurre dans les épinards ».

À propos de cuisine, je fais attention, car j'ai des kilos à perdre. Mission impossible d'ailleurs. Je fais attention à mon cholestérol. Je me prive. Je ne mange pas de chocolat que j'adore, de choux à la crème que j'idolâtre, de chantilly dont je raffole, je fuis les sauces que je préfère, les glaces... Les petits plaisirs de la vie comme on dit, que je gâche. C'est que je ne peux pas devenir trop laide !

Du coté des jeux de l'amour, c'est un peu le désert de Gobie. Il faut dire que mon mari regarde assez bien les petites jeunettes dans les rues, l'œil allumé. Je ne compte plus pour lui. Il me dit l'inverse mais... je ne suis plus rien.

Je me suis séparée d'un sein et de toute ma matrice par de beaux cancers terriblement décisifs. Il faut dire que ces « organes à faire des enfants » ne me servaient plus. J'ai cassé mon axe, détruit mon arbre de vie, ma colonne vertébrale... Je fais de l'ostéoporose.

J'ai pris alors ma tête entre mes mains et j'ai pleuré.

Qui – ou quel – sera mon Soleil qui fera métaboliser mon calcium pour reconstruire mon axe ?

Pourtant ma vie ne fait que commencer. Il me reste la seconde moitié. Je sais que dans les temps passés, on vivait encore quelques années après l'heure du départ en retraite, afin de se reposer un peu, puis on mourrait. Maintenant à cinquante ans, il me reste à créer la seconde phase de ma vie par une Nouvelle Création, au service de mon Chemin de Vie et de mes idéaux profonds que je n'ai pas pris le temps de mettre en jeu.

Je vais reconstruire mon arbre de vie.

Apfeldorfer G., *Je mange, donc je suis*, Payot.

Bergeret c. Tetau m., *La Phytothérapie rénovée*, Maloine SA éditeur.

Bourre j.-m., *La Diététique du cerveau, de l'intelligence et du plaisir*, Odile Jacob.

Chopra D., *La Vie sans conditions : Maîtriser les mystères de la réalité personnelle*, InterÉditions.

Compston J. (Pr), Beaumont J., *Comprendre l'ostéoporose*, éditions Modus Vivendi.

Corson P. (Dr), *Notre ange gardien la vitamine C*, Guy Trédaniel Éditeur.

Cremer G. (Dr) et Ober A., *L'Ostéoporose : Tous les moyens pour prévenir cet affaiblissement de la masse osseuse*, éditions Alpen.

Delecroix J.-M., *Les Algues alimentaires : Riches Légumes de la mer*, éditions Médicis.

Delecroix J.-M., Delecroix N., *L'Apprentissage de la nutrition au quotidien : 265 assiettes sans fausse note*, éditions Dangles.

Delecroix J.-M., *Les Compléments alimentaires*, éditions Médicis.

Delecroix J.-M., *La Cure de raisin*, éditions Médicis.

Delecroix J.-M., *Désoxydez votre corps : Prévenir les maladies et retarder le vieillissement*, éditions Médicis.

Delecroix J.-M., *L'Excès d'acidité*, éditions Médicis.

Delecroix J.-M., *Les Fruits : Sources d'équilibre et Gages de bonne santé*, éditions Médicis.

Delecroix J.-M., *Les Graines germées : Un mine immense de vitalité*, éditions Médicis.

Delecroix J.-M., *Les Huiles alimentaires : Choisir les meilleures*, éditions Médicis.

Delecroix J.-M., *Les Huiles essentielles pour toute la famille*, éditions Dangles Piktos.

DELECROIX J.-M., *Les Huit Cures de revitalisation pour désintoxiquer son corps*, éditions Médicis.

DELECROIX J.-M., *Le Lait, ami ou ennemi ? Un guide pour y voir plus clair*, éditions Médicis.

DELECROIX J.-M., *La Nouvelle Alimentation I & II*, éditions Médicis.

DELECROIX J.-M., *Nouvelles Clés pour mieux vivre : 22 voies pour le bien-être*, éditions Médicis.

DELECROIX J.-M., *Les Oméga 3 6 9 : Vitalité du cerveau et du cœur*, éditions Médicis

DELECROIX J.-M., *Vivre ou ne pas vivre. 350 pages de préceptes de vie saine*, Top'Vie.

DEXTREIT R., *La Cure végétale*, Vivre en harmonie.

DROUOT P., *Nous sommes tous immortels*, Rocher.

DUKAN P. (Dr), *Je ne sais pas maigrir*, J'ai lu.

DURAFFOURD C., LAPRAZ J.-C., *Traité de phytothérapie clinique*, Masson

DUTHEIL B., DUTHEIL R., *L'Homme superlumineux*, Sand.

FAELTEN S., *Les minéraux*, Québec Agenda.

FRICKER J., *Le Guide du bien maigrir*, Odile Jacob.

GEPNER P. (Dr), *L'Ostéoporose*, Odile Jacob.

GUERMONPREZ M., PINKAS M., TORCK M., *Matière médicale homéopathique*, CEDH.

KEROS P. (Dr), *L'Ostéoporose exactement*, éditions Jouvence.

KOUSMINE C., *Soyez bien dans votre assiette*, Sand.

KOUSMINE C., *Votre Alimentation*, Robert Laffont.

KUNTZ D. (Pr), *Le Praticien face à l'ostéoporose*, Flammarion.

LEBERRE N., *Soyons moins lait*, éditions Terre vivante.

MARTIN P./JILL (trad.), « Le Lait, nectar ou poison ? », *Sunday Times Magazine*.

OMRAAM AIVANHOV M., *Harmonie et Santé*, Prosveta.

PASSEBECQ A., *Cours complets de naturopathie*, éditions Vie et Action Gréolières.

PASSEBECQ A., *Encyclopédie de naturopathie*, éditions Vie et Action Gréolières.

Pierre M., Lis M., *Secrets des plantes*, éditions Proxima.

Proulx-Sammut L., *L'Ostéoporose, comment la prévenir, la soulager*, Édimag.

Rousseau M., *La Définition du yaourt*, INRA.

Rueff D., *La Bible des vitamines*, Albin Michel.

Sananes R. et Quemoun A.-C., *Cours complets d'homéopathie*, Leduc S. Éditions.

Sananes R., *Homéopathie et Rhumatologie*, Similia.

Seignalet J., *L'Alimentation ou la troisième médecine*, coll. « Écologie humaine », éditions François Xavier de Guibert.

Servan Schreiber D., *Guérir le stress, l'anxiété et la dépression sans médicaments ni psychanalyse*, Robert Laffont.

Souccar T., *Lait, Mensonges et Propagande*, Thierry Souccar Éditions.

St-Clair N., De la Montagne J.-F., *L'Arthrose et les Rhumatismes*, éditions Médicis.

Thibodeau N., « Pourquoi le lait est un poison », *Journal vert* (été 2002).

Valnet J. (Dr), *Se soigner par les légumes, les fruits, les céréales*, Le livre de poche.

www.aprifel.com

www.chu-rouen.fr/ssf/pathol/osteoporose

www.cosmovisions.com

www.dictionnaire.doctissimo.fr

www.doctissimo.fr

www.fr.wikipedia.org

www.informationhospitaliere.com

www.lesclesdelasource.com

www.nutranews.org

www.passeportsante.net

www.rhumato.info

www.sante.gouv.fr

www.sante.public.lu/publications/maladies-traitements/osteoporose

www.santelog.com/

Belle-Santé magazine

Le Journal de Michel Dogna

Pratique de Santé, le journal de la médecine naturelle

Équation Nutrition

De quoi s'agit-il ? 9

Chapitre 1
L'ostéoporose 11
Pourquoi ce même combat ? 11
L'ostéoporose, c'est quoi ? 13
L'ostéoporose en chiffres 14
Hit-parade des pays concernés par l'ostéoporose 16
L'ostéoporose est une maladie d'hommes aussi 21
Comment mesurer l'ostéoporose 23

Chapitre 2
Les os 29
De quoi sont faits les os ? 29
Les correspondances et troubles des vertèbres 36

Chapitre 3
Les signes précurseurs 39
Les signes annonçant l'ostéoporose 39
Les fractures 42
Les facteurs propices à l'ostéoporose 44
Le stress n'est pas le stress dont on parle 49

COMPORTEMENTS ET TRAITEMENTS DE L'OSTÉOPOROSE, LA DÉMINÉRALISATION, L'ACIDOSE

Chapitre 4
La qualité de la nutrition 57
Bien manger 57
Assainissement du foie et de la vésicule biliaire 67

Chapitre 5
L'acidose ... 77
L'acidose, qu'est-ce que l'acidose ? ... 77
Le terrain est tout ... 78
Comment savoir si mon terrain est acide ? ... 83
Les grands nettoyages ... 86

Chapitre 6
Vieillir prématurément ? ... 89
Évitons la vieillesse prématurée ... 89
Les compléments alimentaires utiles ... 94
La nature met dans notre assiette de grands antioxydants ... 98
Les oméga sont omniprésents ... 101
Moi j'aime bien aussi… ... 102
Les huiles essentielles désoxydent surtout ... 103

Chapitre 7
Les hormones ... 105
Les hormones qui interviennent dans le fonctionnement des os ... 105
Les hormones de synthèse ... 108
Où trouver des phyto-œstrogènes dans l'alimentation ... 112
La DHEA ... 113
Le yam « hormone » végétale de remplacement ... 115

Chapitre 8
Le calcium ... 117
Prendre du calcium ... 117
Les sels de calcium ... 121

Chapitre 9
Les vitamines ... 127
La vitamine D a son rôle à jouer ... 127
Les autres vitamines utiles ... 129

Chapitre 10
L'homéopathie et l'organothérapie 133
L'homéopathie – encore – au service de l'ostéoporose 133
L'organothérapie au service de nos organes 139

Chapitre 11
Les oligo-éléments 143
Les oligo-éléments en jeu dans la déminéralisation 143

Chapitre 12
Les plantes 147
Les plantes qui drainent 147
D'autres belles « plantes » ont des vertus qui peuvent nous aider 153
L'algue lithothamne 155

Chapitre 13
La silice chondroïtine glucosamine 157
La silice 157
La chondroïtine et la glucosamine 161

Chapitre 14
Une astuce naturelle
Bouger – Un bon bol d'air
Notre avenir en santé pour tous 165
Un traitement naturel de choc 165
S'activer physiquement 166
Le bol d'air Jacquier 169

Conclusion
L'ostéoporose, la déminéralisation, l'acidose : maux de notre société 175
Et le Ciel s'obscurcit… 180

SOURCES BIBLIOGRAPHIQUES